KB057367

머 리 말 ----------------------------------

현대 사회에서는 비 약물 치료를 선호하는 것이 일반화 되어 있다.

약을 쓰지 않고 건강을 유지하려는 방법중의 하나로 사용 되어져 내려오는 경락 · 추나는 한의학중 두 손을 사용하여 머리에서 발끝까지 신경자극을 통한 반사작용과 혈액순환 작용으로 신장을 튼튼하게 하여 몸속에 쌓인 노폐물과 굳어 있는 근육을 풀어주고 기(氣)를 불어넣어 인체의 모든 장기를 일깨워서 피로를 풀어주기 때문에 중풍, 치매, 돌연사 예방등 자연 치유력을 향상시켜 혈기를 왕성하게 해주는 것이다.

경락 · 추나의 치료 부분은 손, 발 저림, 사지가 아프고 결릴때와 마비증상, 여성의 냉증, 비장, 대장, 소장, 위염, 척추 디스크, 좌골신경통, 근육통 등 여러 가지 질병에 사용할 수 있다.

본서에서는 기초적인 지식과 질병의 원인과 치료원칙, 치료방법과 발바닥 수법 치료법을 수록하였다.

Contents

경/락/추/나

Contents

경/락/추/나

Contents

경/락/추/나

제5장 발바닥 수법치료 요점

Contents

제3편 질병의 원인과 치료 방법

정/략/주/4

Contents

경 / 락 / 추 / 나

경/락/추/나 Contents

제1편

경   락

01 중의(中醫)

중의 기초는 2500년전 한나라때 의학서인 '황제내경(黃帝內徑)'에 기초를 두고 있으며 〈난경〉. 〈상한잡병론〉, 〈본초강목〉 등의 책들에서 발췌하여 만들어졌다.

중의의 개념은 첫번째 **정체관념(整體觀念)**이다.

이는 인체의 장기와 기관과 조직들은 서로 연관이 되어있기 때문에 서의처럼 부분적인 것을 보고 치료하는 것이 아니라 한 부분의 관련된 전체를 보고 근본(根本)을 찾아내서 치료하는 것을 일컫는다.

주로 오관(눈, 혀, 입, 코, 귀)이나 구규(눈2, 귀2, 코2, 입, 항문, 질)를 통해 몸의 상태를 알 수 있다.

예를 들어 오관 중의 눈을 보고 간의 상태를 알 수 있는 것과 혀의 색을 보고 심장의 상태를 판별하여 보는 것이다.

두번째로는 **변증론치(辯證論治)**이다.

변증은 *사진(四診 : 望, 聞, 問, 切)을 통해 질병을 알아내는 것을 말한다. 사진(四診)이란 환자의 상태를 보고, 질문하고, 증상을 듣고, 맥을 집어보는 것이다. 론치란 변증을 근거로 치료방법을 알아내는 것이다. 즉 변증론치는 사물을 구체적으로 분석하고 증거를 구별하여 이론을 알아내어

치료하는 것이다.

* 사진(四診)에 대해 알아보자!!

1. 망진(望診)

   망진은 보고 진단을 하는 것을 말하는데, 발을 보고 장기의 상태를 알 수 있다.

   ① 폐 반사구의 위치가 색이 진하면 오랜 흡연으로 인해 폐의 기능이 저하 됐다고 볼 수 있다.

   ② 발바닥에 주름이 깊이 패여 있으면 위장의 기능이 저하된 것으로 볼 수 있다.

   ③ 손톱과 발톱에 선이 있으면 영양 상태가 좋지 못한 것이며, 반점이 생겼을 경우 칼슘부족일 수 있다.

2. 문진(門診)

   들어서 진단하는 것을 말하는데 손님의 기침소리, 호흡하는 소리, 말하는 소리를 통해 장기의 상태를 알 수 있다.

3. 문진(問診)

   정확한 진단을 위해 손님에게 물어서 장기의 상태를 알아볼 수 있다.

4. 맥진(脈診)

   만져서 장기의 상태를 알아볼 수 있는데, 반사구에 기포가 만져지면 장기의 기능이 저하된 것이며, 심해지면 알맹이가 생기고, 더욱더 심해지면 덩어리가 만져진다.

※ 주의!! 발만 가지고 병에 대해 진단하는 것은 위험해요!!!

02 음양학설(陰陽學說)이란?

　음양이란 어떤 사물이나 현상에 대하여 대립되는 부분을 음과 양으로 나누어 논 것이라고 볼 수 있다. 대체로 움직이는 것, 즉 동(動)적인 것을 양이라 보고 움직이지 않은 것, 즉 정(停)적인 것을 음이라 볼 수 있다.

　예를 들어 하늘과 땅을 본다면 하늘은 양이고 땅은 음이다. 그리고 남녀를 본다면 남자는 양이고, 여자는 음이다. 그래서 옛날에 남자는 하늘이고 여자는 땅이라는 말은 음양학설에서 나왔다고 볼 수도 있다. 그리고 우리 인체에서 본다면 오장(五臟) 즉, 간이나 심장이나 비장, 폐, 신장이 음이고 육부(六腑) 즉, 담, 소장, 위장, 대장, 방광이 양이다.

音양학설의 기본내용
　① 음양대립제약(陰陽對立制約)
　　음양은 서로 대립도 되고 일치도 된다.
　② 음양호근호용(陰陽互根互用)
　　음양은 서로 상호의존한다.
　③ 음양소장평형(陰陽消長平衡)
　　음과 양은 상대적인 평형을 이루고 있다.
　④ 음양상호전화(陰陽相互轉化)
　　음이나 양은 서로 극하면 바뀐다.

03 오행학설(五行學說)이란?

오행(五行)이란 사물의 성질을 따서 목(木), 화(火), 토(土), 금(金), 수(水)로 나누어 논 것이다.

1. 목(木)

나무는 자라나는 것과 푸르름을 상징한다. 목의 색은 푸른 청색(靑色)이며, 계절은 만물이 자라나는 봄(春)이다. 봄에 바람이 많이 불기 때문에 오기(五氣)중에 바람(風)이며, 방향은 해가 떠오르는 동(東)이다.

우리 인체에서 본다면 오장 중에 간이 이에 속하며 간의 기능은 항상 나무처럼 자라야 한다. 육부 중에서는 담이 이에 속하고 간이나 담에 기능이 저하되면 환자의 눈이 노랗게 되는 것을 볼 수 있는데 간, 담은 눈과 밀접하게 연관이 되어져 있다. 그래서 오관 중에 눈이 이에 속한다. 간이 나쁘면 성격이 급해지고 화를 잘 내기 때문에 오정서 중에는 노(努)이며 형체로는 힘줄(筋)이다.

2. 화(火)

불은 뜨거운 것을 상징한다. 오기(五氣)중에 열(熱)이며, 색은 붉은색(赤色), 계절로는 더운 여름이 이에 속하고 방향은 더운 남(南)이 이에 속한다.

오장 중에 심장이 이에 속하며 심장의 기능은 항상 타올라야 한다. 심장의 기능이 높아지면 많이 웃기 때문에 오정서 중에서는 **희(喜)**이고, 오관 중에 **혀**가 이에 속하는데 혀끝이 빨간 사람은 **심화(心火)**가 있다고 할 수 있다. 육부 중에서는 **소장**이 이에 속하며 형체는 **맥(脈)**이다.

3. 토(土)

토는 중간에 있기 때문에 **중간(中)**이고, 색은 **황색(黃色)**이다. 계절로는 **늦여름**이며 이때에 습하기 때문에 오기(五氣)중에 **습(濕)**이 이에 속한다.

오장 중에 **비장**이 속하며 비장은 영양을 공급해 줘야하고 비장이 허하면 영양공급이 되지 않는다. 육부 중에서는 **위장**이 이에 속한다. 위장이나 비장은 음식을 섭취하는 것과 관련이 깊다. 음식은 입으로 섭취를 하기 때문에 오관 중에서 **입(口)**이 이에 속하는 것이다. 그리고 우리가 평소에 생각을 많이 하다보면 입맛이 떨어지는 경우가 있는데 이는 위의 기능이 저하돼 있다고 볼 수 있다. 그래서 오정서중에서는 **생각(思)**로 볼 수 있으며, 음식을 먹는 것은 살이 찌고 안찌고와 연관이 되어져 있다. 그래서 형체로는 **살(肉)**이 이에 속한다.

4. 금(金)

금은 쇠의 색인 **백색(白色)**이며, 방향으로는 **서(西)**이고 계절상 **가을(秋)**이다. 가을은 건조하기 때문에 오기(五氣)중에 건조 **조(操)**가 이에 속한다.

오장 중에 **폐**가 이에 속하며 폐가 건조하면 병이 생기고, 피부와도 밀접한 연관이 있다. 피부가 안 좋으면 폐, 기관지가 안 좋으면 인후염등이 발생한다. 반대로 폐, 기관지가 안 좋거나 인후염을 앓고 있는 사람은 피부가 건조하다. 그리고 평소에 많이 울거나 우울증에 걸린 사람을 보면 폐에 기능이 저하된 사람이 많다. 그래서 오정서중에 우(憂)가 이에 속한다. 육부 중에는 대장이 이에 속하고 폐는 호흡과 관련이 있기 때문에 오관 중에 코이며, 육체는 피부(皮毛)이다.

5. 수(水)

물은 차갑기 때문에 추운 겨울(冬), 추운 북(北), 오기(五氣)중에 **한(寒)** 이 이에 속하며 색은 흑색이다.

오장 중에서는 우리의 몸의 기운이 나온다는 신장이 이에 속한다. 그리고 귀가 먹은 것은 나이가 들어 기(氣)가 약해졌음을 의미한다. 기(氣)는 신장과 밀접한 관련이 있고 오관 중에 귀(耳)하고도 밀접한 관련이 있다. 육부 중에서는 **방광**이며 형체로는 **뼈(骨)**이다. 그리고 평소에 깜짝 놀라거나 공포를 느끼면 오줌을 싸기 때문에 신장은 오정서중에 공포 공(恐)이라 볼 수 있다.

표1-1 오행귀속표

	목(木)	화(火)	토(土)	금(金)	수(水)
오장(五臟)	간	심장	비장	폐	신장
육부(六腑)	담	소장	위장	대장	방광
오계(五季)	봄	여름	늦여름	가을	겨울
오방(五方)	동(東)	남(南)	중(中)	서(西)	북(北)
오색(五色)	청(靑)	적(赤)	황(黃)	백(白)	흑(黑)
오기(五氣)	풍(風)	열(熱)	습(濕)	조(操)	한(寒)
오관(五官)	눈(目)	혀(舌)	입(口)	코(鼻)	귀(耳)
오지(五志)	노(努)	희(喜)	사(思)	우(憂)	공(恐)
형체(形體)	근(筋)	맥(脈)	육(肉)	피부(皮毛)	골(骨)

오행의 상생관계

상생관계란 서로 도와주는 관계로써 모자관계라고도 한다.

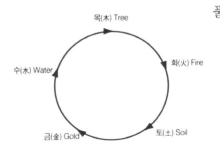

풀이 : 나무(木)가 물이 없으면 자랄 수 없다. 여기서 물은 모(母)가 되고 나무는 자(子)가 된다. 나무가 있어야만 불이 붙을 수 있고 불이 있어야 재를 만들어 흙이 될 수

있으며 흙이 있어야 그 속에서 쇠
를 얻을 수 있고 쇠가 녹아야 물
이 만들어진다.

오행의 상극관계

상극관계란 서로 통제하고 제약하는 관계를 일컷는다.

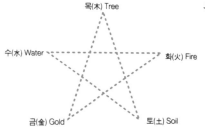

풀이 : 흙이 물을 막고(제방) 물이 불을
끄고 불이 쇠를 녹이고 쇠톱이
나무를 자르고 나무가 없으면 흙
을 만들 수 없다.

04 기혈진액(氣血津液)이란?

I. 기(氣)

1. 기(氣)란 무엇인가?

인체를 구성하는 기본 물질이며 인체 생명을 유지할 수 있는 물질이다. 기는 선천적인 기와 후천적인 기로 크게 나눌 수 있으며 선천적인 기(氣)와 후천적인 기(氣) 모두 중요시 여기고 있다.

① 선천적인 기

선천적인 기의 생성은 아버지의 양기(陽氣)와 어머니의 음기(陰氣)로 만들어지는 기(氣)로써 신장(腎臟)에서 나온다고 볼 수 있다.

② 후천적인 기

후천적인 기는 음식을 섭취하여 얻어지는 기(氣)와 호흡을 통해 대자연의 청기(淸氣)를 얻는 것을 말한다. 우선 물질을 섭취하려면 물질이 충분해야 하며 비장이나 위장, 신장의 기능이 정상이어야 한다.

예를 들어 뚱뚱한 사람은 대부분 몸이 습하며 비의 기능이 저하되어 있어 기(氣)가 약하다. 또한 청기(淸氣)는 호흡을 통해 우리 몸 속에 들어오기 때문에 폐에 기능도 중요하다.

2. 기(氣)는 어떻게 존재하는가?

기(氣)는 항상 움직인다.

3. 기(氣)는 어떻게 흐르는게 좋은가?

기(氣)는 중용의 도리를 지켜야 한다. 즉, 남자가 강해서는 안되며 여자가 강해서는 안되는 것이다.

기(氣)는 '상승출입'의 형식으로 움직이며 기(氣)의 평형이 깨어졌을때는 질병이 온다. 예를 들어 비기가 약하면 위가 처지는 위하수가 발생을 하며, 위가 약하면 딸꾹질이 발생을 하는 것이다.

4. 기(氣)는 어떻게 해서 오장(五臟)육부(六腑)를 보호하고 유지하는가?

① 기(氣)는 추동작용(推動作用)이 있다.

추동작용이란 간단히 말해서 미는 힘이라고 볼 수 있는데 혈액이 흐르는 이유는 어떠한 미는 힘이 있어야 한다. 이때 이 미는 힘은 기(氣)가 있기 때문이다.

② 기는 온후작용(溫厚作用)이 있다.

온후작용은 우리 몸의 체온을 유지시켜 준다.

③ 기는 방어작용(防禦作用)이 있다.

방어작용은 인체의 면역능력이다.

④ 기는 고섭작용(固攝作用)이 있다.

고섭작용은 인체의 혈류나 한액(汗液), 뇨액(尿液), 정액(精液)등을 통제하고 유실을 막는 작용을 한다.

⑤ 기는 기화작용(氣化作用)이 있다.

기화작용은 기가 변화하는 작용을 말한다.

⑥ 기는 영양작용이 있다.

2. 혈(血)

혈이라는 것은 액 중에서 운행하고 있는 물질로써 영양공급과 윤활작용을 한다. 혈은 맥 안에서 흐르고 있으며 보통 비장, 위장, 신장, 간에서 만들어진다. 혈액은 흐르는 방식이 너무 빠르지도 않고 너무 느리지도 않게 적당하게 흘러야 한다.

① 신장 : 혈맥을 주관한다.

② 폐 : 백맥은 혈을 주관한다.

③ 비장 : 미는 혈을 통관한다.

④ 간 : 간은 혈을 저장하고 있다.

3. 진액(津液)

진액이란 체액을 말하는데 위액, 타액, 정액, 눈물들이 이에 속한다.

4. 기혈진액(氣血津液)의 관계

기혈진액의 관계는 부부관계라고 말할 수 있는데 음과 양처럼 서로 상호 의존하는 관계이다.

05 경락(經絡)이란?

1. 경락의 개념

경락은 눈에 보이지 않고 어떠한 기능을 하는 것으로 하나의 학설(學說)이다. 경락은 인체에 기(氣)와 혈(血)을 운행하는 장부이며, 오장(五臟)육부(六腑)를 연결하고 오관(五官), 구규(九竅), 상하(上下), 내외(內外)를 통하게 하는 통로이다. 경락은 진단, 치료, 예방하는 작용이 있으며, 상병하치(上病下治), 하병상치(下病上治), 좌병우치(左病右治), 우병좌치(右病左治)를 원칙으로 한다.

경락은 경맥과 락맥으로 나눌 수 있다.

경맥 : 큰 고속도로나 주요 간선이라 볼 수 있다. 경맥은 또 정경과 기경으로 나누는데 정경은 12개(수족삼음경, 수족삼양경)를 12경맥이라 한다. 12경맥은 일정한 시작과 끝이 있으며 쌍을 이루고 있다. 기경을 보통 기경8맥(독맥, 임맥, 충맥, 대맥, 음교맥, 양교맥, 음유맥, 양유맥)이라고 한다.

락맥 : 큰 고속도로를 연결하는 연결 다리라 볼 수 있는데 그물처럼 연결되어져 있다.

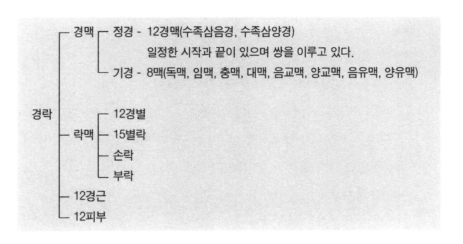

유주순서

1) 수태음폐경 - 수양명대장경 - 족양명위경 - 족태음비경

2) 수소음심경- 수태양소장경 - 족태양방광경 - 족소음신경

3) 수궐음심포경 - 수소양삼초경 - 족소양담경 - 족궐음간경

• 음경은 아래에서 위로 흐르고, 양경은 위에서 아래로 흐른다.

십이경맥 명칭 분류표

	음	양	순행부위
수(手)	태음폐경	양명대장경	전연
	궐음심포경	소양삼초경	중선
	소음심경	태양소장경	후연
족(足)	태음비경	양명위경	전연
	궐음간경	소양담경	중선
	소음신경	태양방광경	후연

질병의 원인

1) 외적원인(외인)

    ① 육음 (풍風, 한寒, 서暑, 습濕, 화火, 조操)

    ② 너무 과로하거나 너무 편안한 생활

    ③ 음식(기포가 실조를 이룸 - 너무 많이 먹거나 적게 먹는 것, 음식불

    결, 편식, 너무 차갑거나 뜨거운 음식을 섭취)

2) 내인 : 정기부족

06 12 경맥과 유혈

1. 수태음 폐경과 그 유혈

수태음 폐경은 가슴에서 시작하여 팔, 손바닥으로 내려가 엄지 손톱밑에 이른다. 가슴과 폐, 기관지, 인후통증이 아플때 자극하면 효과가 있다.

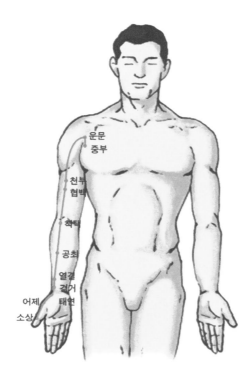

- 중부 : 기침, 감기,
- 운문 : 기침, 편도선
- 천부 : 고혈압, 코피,
- 협백 : 심장병, 가슴이 뛸때
- 척택 : 천식, 폐결핵
- 공최 : 폐렴, 편도선염
- 열결 : 편두통, 편도선염
- 경거 : 구토증, 기관지염
- 태연 : 손목관절염
- 어제 : 두통, 기침, 설사
- 소상 : 중풍, 황달

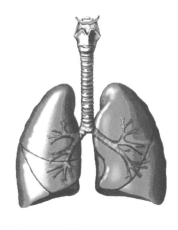

폐(肺) 기관지(氣管支)
Lung & Breonch

폐란?

폐는 인체의 호흡기관으로 전체적으로 볼 때 반 원추형으로, 좌우 1쌍이 있는데 종격(縱隔)을 사이에 두고 마주 대하여 흉강의 대부분을 차지한다.

횡격막 근육의 운동으로 혈액을 통하여 산소를 전신에 공급하고 체내독소와 이산화탄소 등을 배출시킨다.

기관지란?

기관이 좌우로 갈라진 곳에서부터 폐문에 이르기까지의 부분으로써, 우기관지는 길이가 약 1.5cm이고 좌기관지의 길이는 약 1cm정도이다.

2. 수양명 대장경과 그 유혈

수양명 대장경은 수태음 폐경과 밀접한 관계가 있다. 두번째 손가락 끝의 상양혈에서 시작하여 코옆의 영향혈까지 흐른다.

코, 귀, 인후, 치아, 머리, 목등의 질환에 자극하면 효과가 있다.

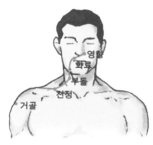

- 천정 : 편도선염, 인후염
- 부돌 : 기침, 천식, 가래
- 영향 : 코막힘, 코피, 축농증
- 거골 : 임파선염

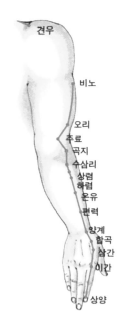

- 상양 : 뇌출혈, 치통
- 이간 : 편도선염, 눈다래끼
- 삼간 : 천식, 입술이 마를때
- 합곡 : 두통, 귀가 멍할때
- 양계 : 인후통, 치통
- 편력 : 소화불량, 안면 신경마비
- 온유 : 복통, 두통,
- 하렴 : 천식, 기관지염
- 상렴 : 중풍, 두통, 치통
- 수삼리 : 치통, 고혈압, 감기
- 곡지 : 설사, 두통
- 주료 : 팔이 저리고 뻣뻣할 때
- 오리 : 폐렴, 기침이 심할때
- 비노 : 팔신경통, 손가락 마비증
- 견우 : 견비통
- 화료 : 얼굴신경마비

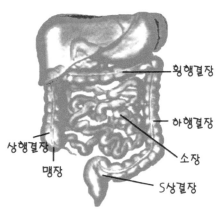

대장(大腸)
Large Intestine

대장이란?

대장은 맹장 · 결장 · 직장의 세부
분으로 나누어져 있고, 결장은 상
행 · 횡행 · 하행 · S상결장으로 나누
어져 있는데 횡행결장의 길이는 약
50cm 정도로 유결장곡에서 좌신장
앞, 비장 아래 끝 안쪽의 좌결장곡까지 거의 수평으로 십이지장 앞쪽에
있다.

3. 수소음 심경과 그 유혈

수소음 심경은 족태음 비경과 연결되어 팔안쪽의 극천혈에서 시작하여 새끼 손가락의 소충혈에서 끝난다.

심장기능을 좌우하는 경락으로써 심장, 가슴, 등의 질환에 자극하면 효과가 있다.

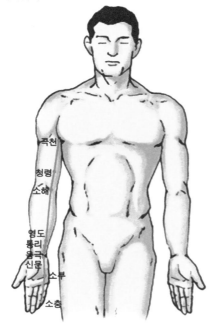

- 극천 : 늑간신경통, 암내제거
- 청령 : 두통, 팔꿈치 관절염
- 소해 : 심장병, 눈충혈
- 영도 : 팔꿈치 관절염, 중풍
- 통리 : 두통, 히스테리, 편도선염
- 음극 : 코피, 어지럼증, 협심증
- 신문 : 심장마비, 히스테리
- 소부 : 위경련
- 소충 : 심장병, 인사불성

심장(心腸) Heart

심장이란?

염통이라고도 한다. 체내의 혈액순환을 위해서 혈액에 압력과 유속을 주는 동력을 일으키며, 주기적인 수축과 이완을 되풀이함으로서 펌프 구

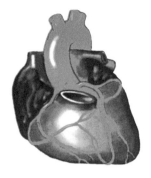

실을 한다.

심장의 작용은 펌프와 비슷해서 수축하여 혈액을 동맥 속으로 밀어내고, 확장하여 정맥에서 오는 혈액을 내강에 채운다. 이때 판막의 개폐가 순차적으로 이루어져서 혈액의 역류를 막아 펌프 작용이 원활하게 된다.

이산화탄소와 산소의 교환, 정맥혈과 동맥혈의 분리, 신체 각 조직과 기관으로 에너지(영양)공급과, 노폐물의 배출에 커다란 힘을 발휘한다.

4. 수태양 소장경과 그 유혈

수태양소장경은 새끼손가락의 소택혈에서 시작하여 얼굴의 청궁혈에

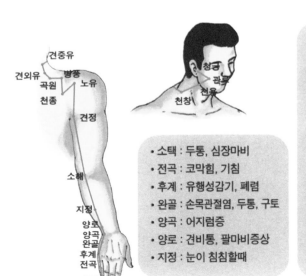

• 소해 : 오십견, 하복통
• 견정 : 두통, 어깨통증, 이명증
• 노유 : 중풍
• 천종 : 유방통, 심장병
• 병풍 : 팔, 어깨 마비증
• 곡원 : 척골신경통
• 견외유 : 어깨와 팔이 마비되었을때
• 견중유 : 기관지, 천식
• 천장 : 반신불수
• 천용 : 편두통, 목신경통
• 관료 : 치통, 신경마비증
• 청궁 : 이명, 두통

• 소택 : 두통, 심장마비
• 전곡 : 코막힘, 기침
• 후계 : 유행성감기, 폐렴
• 완골 : 손목관절염, 두통, 구토
• 양곡 : 어지럼증
• 양로 : 견비통, 팔마비증상
• 지정 : 눈이 침침할때

서 끝난다.

소장기능이 나쁠때. 조혈작용에 이상이 있을때 자극하면 효과가 있다

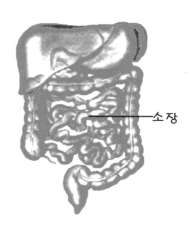

소장 ────

소장(小腸)
Small Intestines

소장이란?

소장은 위와 대장 사이에 있는 길이 6~7m정도의 소화관으로 십이지장, 공장(工場), 회장(回腸)의 세부분으로 구분된다.

소장의 기능은 장을 운동시켜 내용물을 혼합시키고 대장으로 이동시키며, 소화효소를 분비하고 위액을 중화시켜 소장을 보호하며, 소화된 영양분을 흡수한다.

5. 수소양 삼초경과 그 유혈

수소양 삼초경은 수궐음 심포경과 연결된 경맥으로 네번째 손가락끝 관충혈에서 시작하여 사죽공혈에서 끝난다.

코와 심장, 흉부의 질환에서 자극하면 효과가 있다.

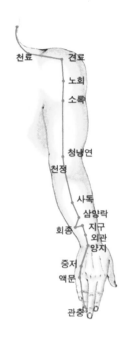
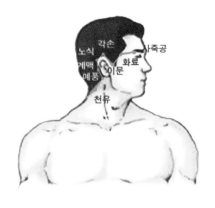

- 관충 : 두통, 각막염, 헛구역질
- 액문 : 두통, 결막염
- 중저 : 관절염, 두통, 이명, 고열
- 양지 : 당뇨병, 견비통
- 외관 : 반신불수, 수전증
- 지구 : 늑막염
- 회종 : 협심증
- 삼양락 : 중풍, 수전증
- 사독 : 신장염, 인후염
- 천정 : 기관지염, 기침, 편도선염
- 청냉연 : 두통, 옆구리가 아플때

- 소록 : 두통, 위팔신경통
- 노회 : 두통, 위팔신경통
- 견료 : 중풍, 고혈압, 견비통
- 천료 : 심계항진, 흉통
- 천유 : 두통
- 예풍 : 언어장애, 멀미
- 계맥 : 두통, 소아경기
- 노식, 각손 : 결막염
- 이문 : 치통, 이명증
- 화료 : 안면신경마비, 두통
- 사죽공 : 각막염, 결막염

삼초(三焦)

삼초란?

한의학에서 오장육부중 육부의 하나이다. 실질적인 형태는 없고 기능만이 존재한다. 삼초는 상초·중초·하초로 구분하는데 상초는 심장, 폐를 중심으로 한 흉부가 되고, 중초는 비장, 위장, 간장등을 중심으로 하는 복부가 되고, 하초는 신·방광등을 포함하는 하복부에 해당된다.

6. 수궐음 심포경과 그 유혈

수궐음 심포경은 족소음신경과 연결되어 가슴의 천지혈에서 시작하여 가운데 손가락의 중충혈에서 끝난다.

심장, 위장, 가슴, 신경계통의 질환에 자극하면 효과가 있다.

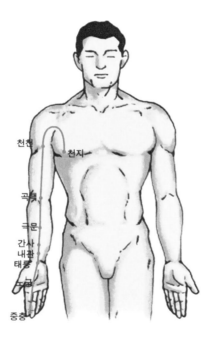

- 천지 : 두통, 천식
- 천천 : 심계항진, 기침
- 곡택 : 기관지염, 심장병
- 극문 : 늑막염, 폐결핵
- 간사 : 인후염, 위염
- 내관 : 메스꺼움, 황달
- 태릉 : 편도선염, 두통
- 노궁 : 구강염, 손목관절염
- 중충 : 흉통, 중풍

심포

심포란?

심포역시 형태는 없다. 이것은 심장을 에워싸고 있는 고유관 기관이다.

7. 족태음 비경과 그 유혈

족태음 비경은 엄지 발가락의 안쪽 뒤모서리에 있는 은백혈에서 시작하여 발안쪽 기슭, 다리 안쪽면의 앞부분을 지나 배속에 들어가 비, 위와 연결되고 다시 나와 혀뿌리에 가서 끝난다.

족태음 비경과 은백혈은 위가 아프고, 체 했을때(급성위염), 어린이 소화불량, 설사, 변비, 소대장염, 치질출혈, 월경과다 등의 치료에 작용한다.

제1중수 골밑에 있는 공손혈은 위아픔, 메스꺼움, 입맛이 없을때, 설사, 두통, 불임증, 정신병 등을 치료하는데 쓴다. 발바닥 안쪽기슭 제1중

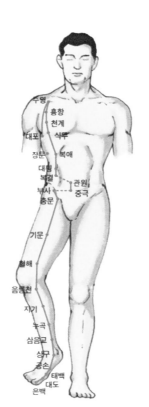

• 공손 : 위통, 구토, 설사, 이질
• 태백 : 위통, 설사, 변비, 치루
• 음릉천 : 설사, 황달
• 삼음교 : 대하, 불임, 양위

족골 골두의 뒤에 있는 태백혈은 급성위장염, 만성위염, 입맛이 없을때, 설사, 변비, 복수, 부종, 신경쇠약, 불면증, 요통, 신경통 등을 치료하는데 쓴다.

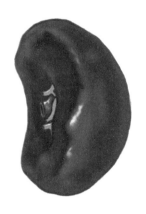

비장(脾臟)
Spleen
비장이란?

비장은 횡격막과 왼쪽 신장과의 사이에 있는 장기로 지라라고도 한다. 암적색의 넓은 콩 모양의 형태로 길이는 약 10cm이고 폭은 약 7cm이며 무게는 80~12g정도로 된 장기이다.

림프구를 만들고 노쇠한 적혈구를 파괴한다.

골수의 조혈작용과 함께 혈액을 조절하고 백혈구와 림프구기능을 강화시켜 면역력을 증강시킨다.

8. 족궐음 간경과 그 유혈

족궐음 간경은 엄지 발가락 발톱의 바깥쪽 뒤모서리에 있는 태돈혈에서 시작하여 발등에서 첫 번째 및 두 번째 발가락 사이, 다리 안쪽면의 가운데 부분, 외생식기 부위를 지나 배속에 들어가 간, 담과 연결되고 다시 나와 눈과 정수리에 가서 끝난다.

족궐음 간경과 대돈혈은 간, 담의 질병, 어린이 경풍, 월경과다, 음위

증, 고환염, 야뇨, 요통, 가슴이 답답하면서 토할때, 피부 가려움증 등
의 치료에 작용한다.

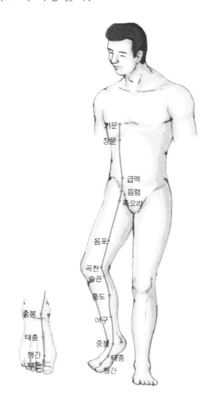

- 태충 : 두통, 현훈, 고혈압
- 대돈 : 유뇨
- 행간 : 소아경기, 불면증
- 중봉 : 방광염, 황달
- 여구 : 대하, 생리불순
- 슬관 : 다리신경통
- 곡천 : 무플관절염, 치질
- 음포 : 허리경련, 월경불순

간(肝) Liver

간이란?

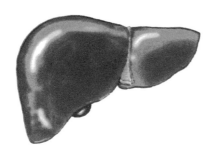

간이란 간장이라고도 하며 횡격
막의 바로 아래, 복강 오른쪽위에
있는 소화기관으로 무게는 1~1.5kg
정도이다.

인체에서 가장 크고 튼튼한 장기로써 복부의 우측 횡격막 아래에 자리한다.

소장에서 흡수된 독성을 중화시키며, 담즙의생산, 영양소의 저장, 탄수화물 또는 단백질과 지방의 대사작용을 수행하고 담낭을 거느린다.

　　※ 간장의 4대기능
　1. 영양조절과 저장작용
　2. 해독작용
　3. 적혈구의 분해작용
　4. 체온의 유지작용

9. 족소음 신경과 그 유혈

족소음 신경은 발바닥(발가락제외)가운데에 세로선을 긋고 그곳을 3등분했을 때 앞 1/3과 뒤 2/3 부분이 나누어지는 점에 있는 용천혈에서 시작하여 발바닥 오목한 안쪽, 다리 안쪽면의 뒤부분을 지나 배속에 들어가 신, 방광과 연결되고 다시 나와 심포와 혀뿌리에 가서 끝난다.

족소음 신경은 신장질병, 방광질병, 생식기질병, 부인병, 심장병, 호흡기병 등의 치료에 작용한다.

용천혈은 여러 가지 원인으로 오는 의식장애, 콩팥질병, 생식기질병, 부인병, 고혈압, 두통, 어리럼증, 어린이 경풍, 이병(耳), 시력장애, 코피, 편도염, 가슴 두근거림, 호흡기 질병 등을 치료하는데 쓴다.

발바닥 오목한 안쪽기슭의 중심위에 있는 연곡혈은 월경장애, 음부소
양증, 음위증, 유정, 고환염, 방광염, 요도염, 가슴두근거림, 어지럼증, 어
린이경풍, 인후염, 편도염, 발바닥아픔 등을 치료하는데 쓴다.

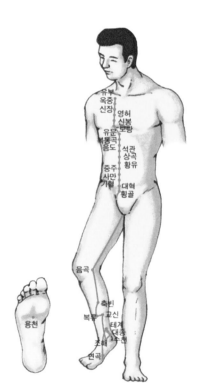

- 태계 : 월경불순, 유정
- 조해 : 변비, 불면증
- 용천 : 두통, 불면증, 변비
- 교신 : 급성변비
- 축빈 : 발에 쥐가 날때, 대하
- 음곡 : 성기능 위축
- 횡곡 : 음위증, 요도염

신장(腎臟) Kidney

신장이란?

신장은 "복강후벽(腹腔後壁)의 상부에 있으며, "척추를 사이에 두고
양쪽에 1개씩 존재한다. 보통 제12흉추에서 제3요추 사이에 있으며, 좌

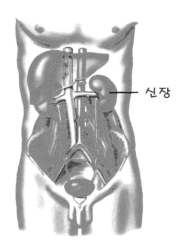

신장

측 신장보다 우측신장이 좀 낮다. 길이 10cm, 넓이 5cm, 무게 100g정도이다.

기능은 신진대사의 결과 체내에 생기는 불필요한 물질을 오줌으로 배설하고 또한 체액과 수분, 염분의 균형을 유지하는 역할을 한다.

하루에 2,500~3,000㎖ 정도의 물을 마셔야 노폐물 배출이 원활해진다.

※ 복강 : 인체에서 가장 큰 빈 공간으로 간, 담낭, 쓸개, 신장, 난소와 같은 소화관의 대부분이 들어있다.

※ 척주 : 일반적으로 척추와는 틀리다. 척추는 척주를 이루는 뼈에 불과하다.

10. 족양명 위경과 그 유혈

족양명 위경은 눈 아래에서 시작하여 얼굴의 앞부분, 목옆면의 앞부분, 가슴의 가운데 부분을 지나 배속에 들어가 위, 비와 연결되고 다시 나와 다리 바깥면의 앞부분, 발등의 가운데부분을 지나 두 번째 발가락 발톱의 바깥족 뒤모서리에 있는 여태혈에 가서 끝난다.

족양명 위경과 여태혈은 위염, 소화불량증, 소대장염, 두통, 코피, 목아픔, 편도염, 구토 등의 치료에 작용한다.

두 번째 발가락 바닥의 뒤쪽에 있는 이내정은 식중독, 어린이 경풍, 급
성위염 등을 치료하는데 쓴다.

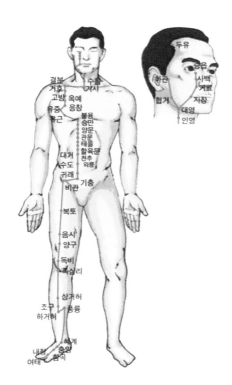

- 해계 : 두통, 현훈, 변비
- 충양 : 위통, 구안와사, 치통
- 함곡 : 부종, 족배종통
- 내정 : 치통, 코피, 설사
- 여태 : 치통, 복통, 열병
- 상거허 : 복통, 설사, 하지마비
- 하거허 : 요통, 설사, 이질
- 족삼리 : 위통, 구토, 설사
           변비, 하지마비

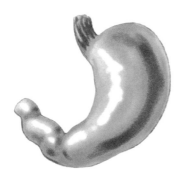

위(胃) Stomach
위장이란?

인체의 왼쪽 횡격막 아래 위치하며
모양과 크기는 위가 음식물로 차 있는
지 어떤지, 또는 체위(體位)와 개인차
등에서 다르다.

위의 용량은 약 1,500cc이며, 음식물은 3~4시간동안 위내장에 머물면서 많은 양의 위액과 위산, 효소의 화학적 작용과 위의 연동운동을 통해 분해 되어 십이지장을 통해 소장으로 보내진다.

11. 족소양 담경과 그 유혈

족소양 담경은 눈의 바깥 모서리에서 시작하여 귀뒤, 목의 뒤부분을 지나 가슴속에 들어가 담, 간과 연결되고 다시 나와 옆구리, 다리 바깥면의 가운데 부분, 발등의 바깥 부분을 지나 네 번째 발가락 발톱의 바깥쪽 뒤

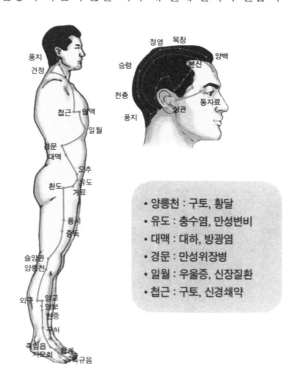

- 양릉천 : 구토, 황달
- 유도 : 충수염, 만성변비
- 대맥 : 대하, 방광염
- 경문 : 만성위장병
- 일월 : 우울증, 신장질환
- 첩근 : 구토, 신경쇠약

모서리에 있는 규음(족규음)혈에 가서 끝난다.

  족소양담경과 규음혈은 담낭염, 담석증, 간의 질병, 옆머리 질병, 옆구리 질병, 다리바깥쪽질병, 눈 질병, 귀 질병, 인후염, 기침, 딸꾹질 등의 치료에 작용한다.

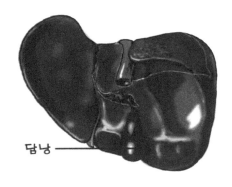

담낭

담낭(膽囊)
Bladder
담낭이란?

  담낭은 간에서 분비된 쓸개즙을 저장하는 주머니로써 쓸개라고도 한다. 가지모양을 하고 간(肝) 아랫면의 담낭와

(膽囊窩)에 끼여 있다.

  쓸개의 넓은 밑부분은 전하방(前下方)을 향하고, 제 9~10 늑 연골 아래쪽에서 간(肝)앞 가장자리로부터 튀어나와 있다. 담낭의 길이는 약 7.5cm로써 간에서 분비된 담즙을 농축저장 시킨다.

  담관을 통해 담즙을 소장으로 방출 지방분해에 관여한다.

12. 족태양 방광경과 그 유혈

  족태양 방광경은 눈 안쪽 모서리에서 시작하여 이마, 정수리, 머리뒤를 지나 잔등에서 두갈래로 갈라져 척추옆을 따라 가지런히 내려가다가 그 중 한갈래가 허리속에 들어가 방광, 신과 연결되고 다시 나와 넓적다리

뒤면을 지나 무릎뒤(슬와)에서 합쳐진 다음 장단지의 가운데 부분, 발목 옆면의 뒤부분을 지나 새끼 발가락 발톱의 바깥쪽 뒤모서리에 있는 지음 혈에 가서 끝난다.

족태양 방광경과 지음혈은 치료범위가 가장 넓다. 목, 어깨, 잔등, 허리, 다리뒤면, 발바닥 등에 생긴 병들 특히 허리아픔, 요천신경근염(좌골신경통), 두통, 귀울이(이명), 고혈압, 의식장애, 진통미약, 태아위치이상, 호흡장애, 혈액 순환장애, 소화 흡수장애, 비뇨기 배설장애 등의 치료에 작용한다.

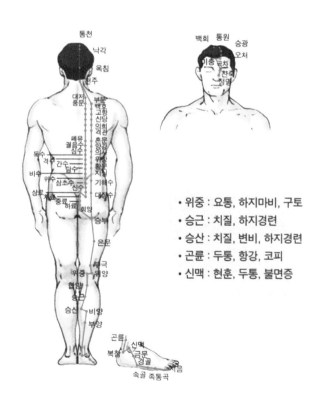

- 위중 : 요통, 하지마비, 구토
- 승근 : 치질, 하지경련
- 승산 : 치질, 변비, 하지경련
- 곤륜 : 두통, 항강, 코피
- 신맥 : 현훈, 두통, 불면증

발바닥 옆모서리(새끼 발가락뒤)에 있는 속골혈은 두통, 어지럼증, 귀울이, 코피, 기운목, 정신병, 고혈압 등을 치료하는데 쓴다.

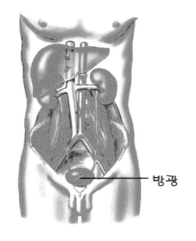

방광

방광(放光) Bladder
방광이란?

신장에서 보내는 요를 저장했다가 일정량이 되면 배출시키는 주머니 모양의 장기이다.

남성은 직장 앞에, 여성은 지궁과 질 윗부분 앞에 위치해 있으며, 방광의 용량은 성인 남자의 경우 약 $600ml$ 이고 최대용량은 약 $800ml$, 여성은 남성의 5/6정도라고 한다.

소변이 고이면 근육은 풍선처럼 부풀어 오르면서 그것이 일정한 크기가 되고 자율신경의 지배하에 요도의 괄약근이 열리면서 방출된다. 방광의 주요기능은 진액을 저장하여 소변을 주관하는 것이다.

07 기타 주요유혈

1. 임맥의 주요 유혈

임맥은 기경팔맥의 하나로써 회음혈에서 시작하여 승장혈에서 끝난다.
비뇨기 계통, 생식기 질환 특히 여성 질환에 효과가 있다.

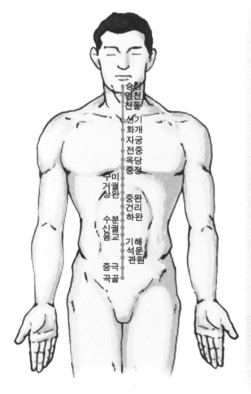

- 회음 : 임질, 치질, 음부통증
- 곡골 : 대하증, 자궁종양
- 중극 : 생리불순, 불임증, 신장염
- 관원 : 비뇨생식기질환, 신장염, 정력증강
- 석문 : 설사, 소화불량, 방광염
- 기해 : 신경쇠약, 발육부진, 남성스태
  미너 강화
- 음교 : 대하, 요통
- 신궐 : 복통, 의식장애, 불임증
- 수분 : 두통, 설사, 복막염
- 하완 : 만성위장병, 위경련
- 건리 : 복막염, 헛구역질, 딸국질
- 중완 : 고혈압, 노이로제
- 구미 : 심장염, 기관지염, 급성위염
- 중정 : 위산과다. 심장병
- 전중 : 늑막염, 유방통, 천식
- 옥당 : 천식, 늑막염
- 자궁 : 구토증, 폐결핵
- 화개 : 기관지염, 천식
- 선기 : 가슴, 옆구리통증
- 천돌 : 구토증, 인후염, 갑상선염
- 염천 : 갑상선염, 천식, 음식물 섭취곤란
- 승장 : 중풍, 얼굴부종

2. 독맥의 주요 유혈

독맥은 기경팔맥중의 하나로 몸전체에 퍼져있는 양경맥을 다스린다. 꼬리뼈 아래 장강혈에서 시작하여 위입술 안쪽에 있는 은교 혈에서 끝난다.

등뼈가 뻣뻣하거나 머리가 무거우며 몸 뒤쪽에서 발생하는 질환에 자극하면 효과가 있다.

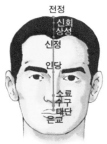

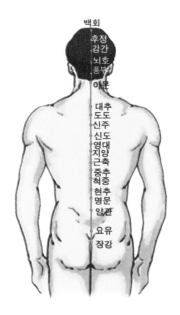

• 장강 : 치질, 임질, 소아야뇨증
• 요유 : 요통, 다리통증
• 양관 : 허리통증, 양기부족
• 명문 : 요통, 비뇨생식기 질환
• 현추 : 설사, 요통, 급성장염
• 척중 : 황달, 감기
• 중추 : 시력장애, 심한요통
• 근축 : 늑막염, 위경련

• 지양 : 황달, 늑막염
• 영대 : 기관지염, 오한, 감기
• 신도 : 신경쇠약, 중풍
• 신주 : 히스테리, 호흡기질환
• 도도 : 두통, 목경련
• 대추 : 치질, 위장병
• 이문 : 뒤목이 뻣뻣할때, 등쪽 신경통
• 풍부 : 양기조절, 중풍
• 뇌호, 강간, 백회, 전정, 신회, 상성,
  신정 : 두통, 중풍, 어지럼증
• 소료 : 코피, 어린이 경기
• 수구 : 당뇨, 중풍, 소아경기
• 태단 : 구내염
• 은교 : 잇몸염증, 각막염, 황달

3. 얼굴 앞면의 주요 유혈

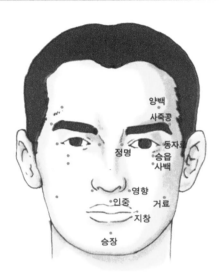

4. 얼굴 옆면의 주요 유혈

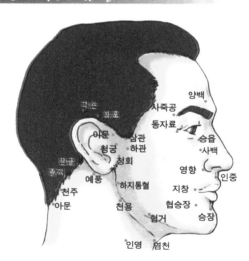

5. 목 앞면의 주요 유혈

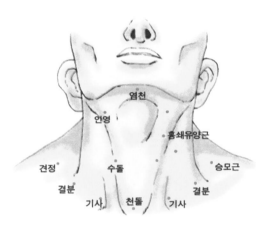

6. 목 옆면의 주요 유혈

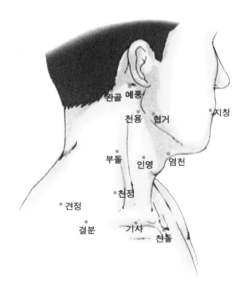

7. 목 뒤면의 주요 유혈

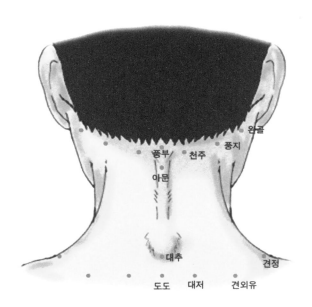

완골

풍부 천주 풍지

아문

대추 견정

도도 대저 견외유

8. 몸 앞면의 주요 유혈

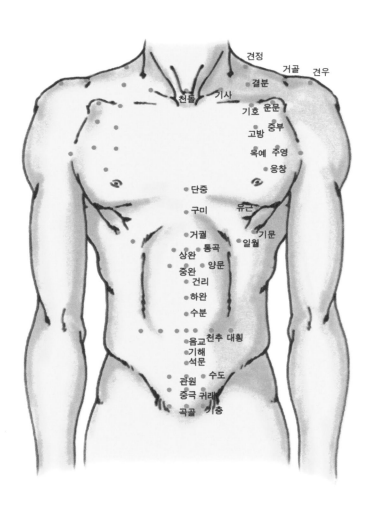

9. 몸 옆면의 주요 유혈

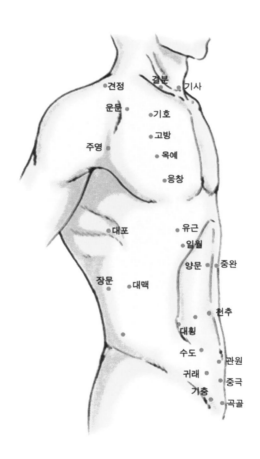

10. 몸 뒤면의 주요 유혈

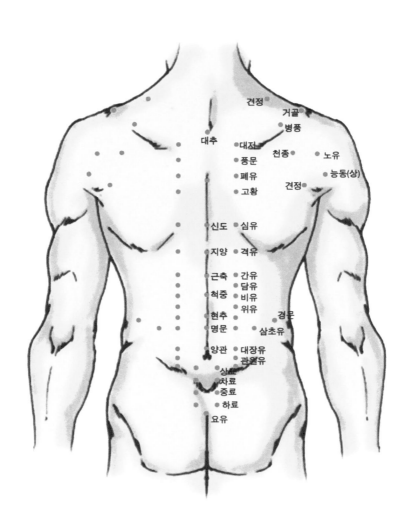

11. 팔 안쪽면과 바깥면의 주요 유혈

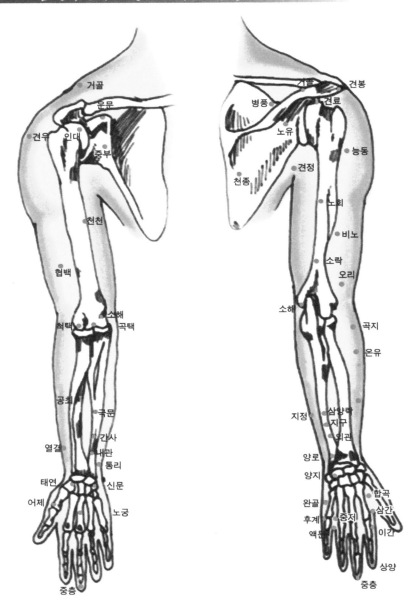

거골
운문
견우 인대 중부
천천
협백
척택 소해 곡택
공최
극문
간사
열결 내관
태연 통리
어제 신문
　　노궁

중충

거골 견봉
병풍 견료
노유
　　능동
천종 견정
노회
비노
소락
오리
소해 곡지
온유
삼양락
지정 지구
　　외관
양로
양지
완골 합곡
후계 중저 삼간
액문 이간
상양

중충

12. 팔 안쪽면의 주요 유혈

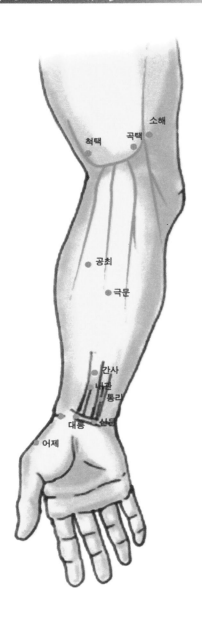

소해
곡택
척택
공최
극문
간사
내관
통리
신문
대릉
어제

13. 손 바닥과 손 등의 주요 유혈

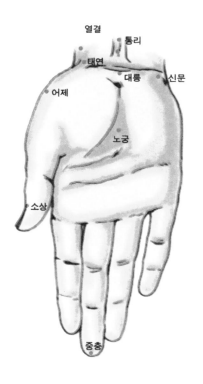

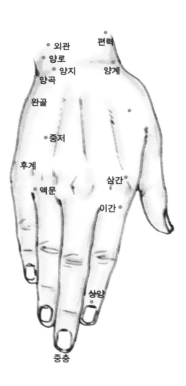

14. 손 뒤측면의 주요 유혈

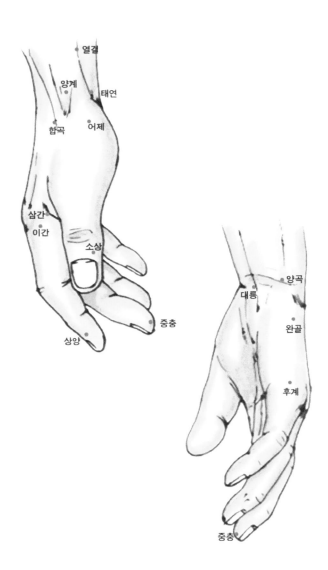

15. 다리 뒤면의 주요 유혈

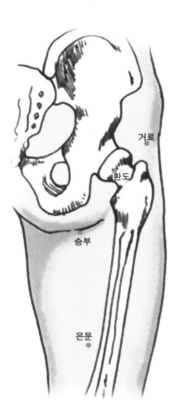

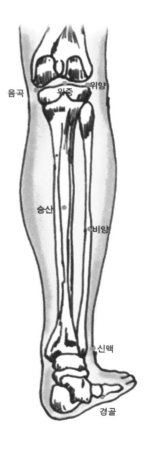

16. 다리 앞면의 주요 유혈

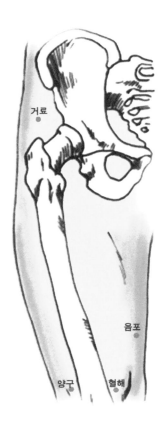

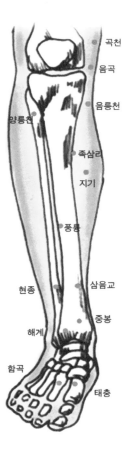

17. 다리 안쪽면과 바깥면의 주요 유혈

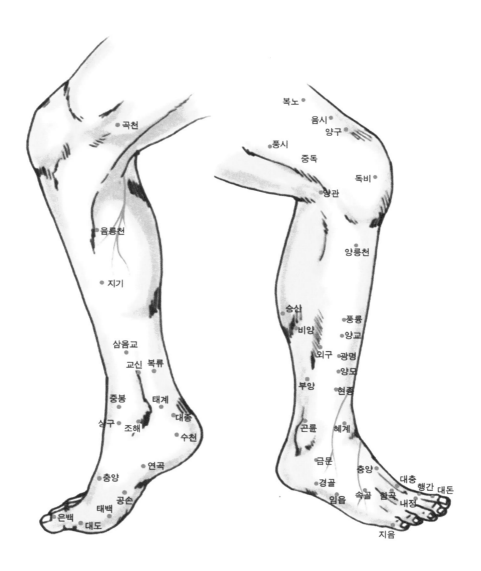

18. 다리 아래면과 뒤면의 주요 유혈

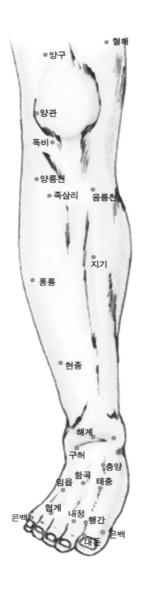
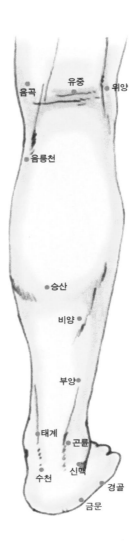

19. 넓적다리 앞면과 뒤면의 주요 유혈

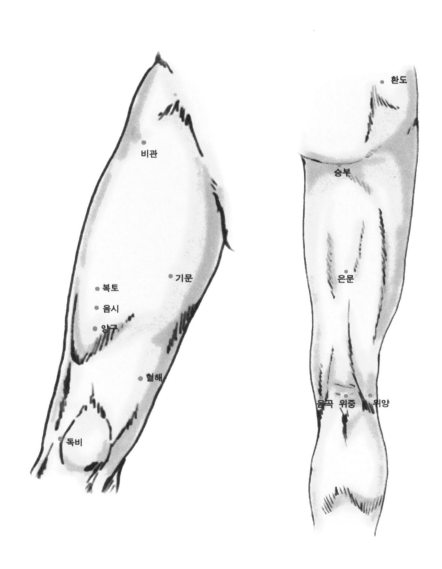

20. 넓적다리 안쪽면의 주요 유혈

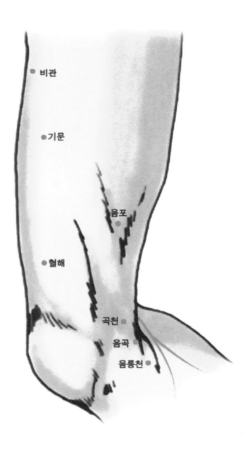

21. 발바닥과 발등의 주요 유혈

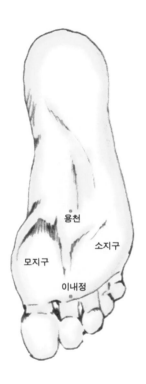

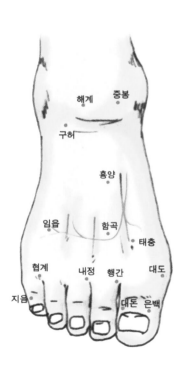

22. 발 안쪽면과 바깥면의 주요 유혈

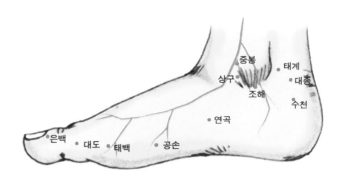

중봉 · 태계
상구 · · 대종
· 조해
· 수천
· 연곡
· 은백 · 대도 · 태백 · 공손

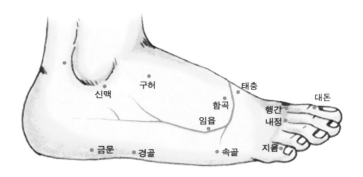

· 구허
신맥 · 함곡
임읍 · 태충 · 대돈
· 행간
내정 ·
금문 · 경골 · 속골 · 지음

23. 귀의 주요 유혈

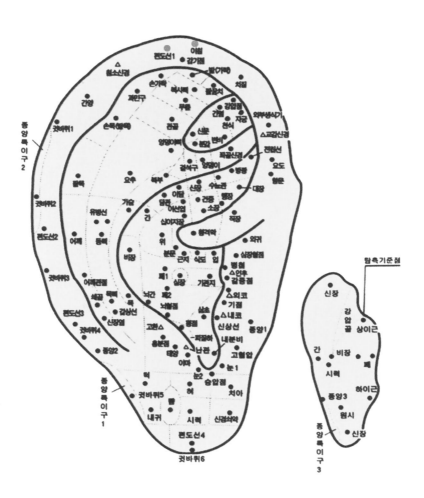

추나요법

✳ 추나요법이란?

맨손으로 몸의 일정한 부위를 자극하여 병을 예방, 치료 하는 한의학적 방법이다

병을 예방, 치료하는 방법에는 여러 가지가 있다

그중에서 추나요법은 매우 안전하고 경제적이며 간편하고 누구나 배우기 쉽고 치료범위가 상당히 넓으면서 효과가 예상보다 빠르다

두손을 사용하여 머리에서 발끝까지 신경자극을 통한 반사작용과 혈액순환작용으로 신장을 튼튼하게 하여 몸속에 쌓인 노폐물과 굳어 있는 근육을 풀어주고 기(氣)를 불어넣어 인체의 모든 장기를 일깨워서 피로를 풀어주기 때문에 중풍, 치매, 돌연사 예방 등 자연 치유력을 향상시켜 혈기를 왕성하게 해주는 것이 추나요법이다.

추나요법의 치료부분은 손, 발 저림, 사지가 아프고 결릴때와 마비증상, 여성의 냉증,비장, 대장, 소장, 위염, 척추 디스크, 좌골신경통, 근육통등 여러 가지 질병에 사용할 수 있다.

추나요법의 치료원칙

1. 치료장소

치료할 수 있는공간이 있어야 하는데 실내온도는 18~20℃, 습도는 60~70%가 적당하며 치료할 수 있는 침대나 아니면 방바닥 에서도 할 수 있다.

2. 환자의 자세와 치료사의 위치

환자는 치료받기 가장 편리하고 될수록 자주 바꾸지 않는 자세를 취하며 치료사는 몸을 놀리고 손을 쓰는데 자리를 자주 바꾸지 않는 곳에 위치한다.

환자가 옆으로 누우면 환자의 허리뒤에 위치하고, 환자가 앉은 자세를 취하면 환자의 뒤에, 혹은 앞에 위치하며 팔을 자극할때는 한쪽옆에, 머리를 자극할때는 뒤에, 얼굴을 자극할때는 앞에 위치한다.

치료사가 환자의 목, 머리, 어깨를 자극할때는 환자를 앉은 자세를 취하게 하고, 치료사는 주로 환자의 뒤에 위치하며 팔과 손을 자극할 때 앉은 자세 혹은 반듯이 누운자세를 취하게 하고 그의 옆에 위치한다.

배, 가슴, 다리를 자극할 때 환자는 반듯이 누운 자세를 취하게 하고 치료사는 주로 환자의 오른쪽 옆에 위치하며 잔등, 허리, 엉치, 다리 뒤면을 자극할때는 엎드려 누운 자세를 취하게 하고 환자의 왼쪽에 위치한다.

다리와 발만을 자극 할때는 환자를 반쯤 앉은 자세를 취하게 할 수 있다.

3. 손쓰는 방법

치료사의 손은 여러 가지 형태를 취할수 있으며 손의 여러 부위를 써서 자극 하게 된다. 흔히 쓰는 형태와 부위는 아래와 같다

① 손가락끝 : 손가락의 끝마디 지문이 있는 부위를 써서 자극 하는 방법

② 엄지 손가락끝 : 엄지손가락의 끝마디 지문이 있는 부위를 써서 자극 하는 방법

③ 가운데 손가락 : 가운데 손가락을 똑바로 펴서 자극 하는 것

④ 아귀손가락 : 엄지와 집게 손가락 으로 함께 자극 하는 것

⑤ 두손가락 : 집게와 가운데 손가락으로 함께 자극 하는 것

⑥ 세손가락 : 집게, 가운데, 네번째 손가락으로 함께 자극하는 것

⑦ 네손가락 : 엄지를 제외한 네손가락을 함께 자극하는 것

⑧ 굽힌손가락 : 주먹을 쥔다음 가운데 손가락의 제1수지관절(첫째 마디와 둘째마디의 관절)을 사용하는 것

⑨ 손바닥 전체로 자극하는 방법

⑩ 손바닥의 큰볼, 작은볼로 자극하는방법

⑪ 손뒤축 : 손목과 손바닥 뒤부분 사이를 이용하는 방법

⑫ 손바닥 모서리, 새끼 손가락모서리로 사용하는 방법등을 사용하여 치료 한다

4. 자극 방향과 각도

치료사의 손은 여러가지 방향과 각도에 따라 움직인다. 흔히 쓰는 자극 방향과 각도는 다음과 같다

① **자극방향** : 말초쪽에서 심장쪽으로 향하거나 경맥의 주행 방향으로 향하는것(보법), 그와 반대 방향으로 향하는것(사법), 시계방향으로 향하는것(보법), 반대방향으로 하는것(사법)

② **자극각도** : 자극할 때 쓰는 손의 각도는 치료 받는 자극부위와 90°를 이루며 힘의 작용방향도 그와 일치한다. 관절 부위를 운동시킬때 적당한 각도를 취하고 자극하는 것이 필요하다. 예를 들어 손상된 팔의 관절을 돌리거나 당길때 팔의 각도는 15°, 목을 옆으로 제길때 앞으로 30°, 옆으로 45° 돌리며 제끼는 것이좋다

5. 자극의 세기

자극의 세기는 작용한 힘의 세기와 시간 적용한 횟수에 정비례한다.

자극의 세기는 치료 대상에 따라 그리고 자극부위에 따라 개별화 하여야 하므로 상대적 개념으로 이해 하여야 하며 보통 다음과 같은 기준으로 맞추어 조절하면 된다.

① **가벼운 자극** : 0.5~2kg의 힘으로, 지속시간은 0.5초~3초, 자극횟수는 3~5회.

② **보통 자극** : 2~4kg의 힘으로, 지속시간은 3~5초, 자극횟수는 5~8회.

③ **센 자극** : 4~6kg의 힘으로, 지속시간은 5~8초, 자극횟수는 8~10회 또는 그 이상.

6. 치료 시간과 그 주기

치료의 진행시간과 한번 치료주기는 병의 상태와 치료 부위에 따라 다르며 일반적으로 다음과 같이 정하는 것이 좋다

치료 시간 - 작은부위의 치료는 3~5분, 큰치료 부위는 10~15분, 전신 치료 는 25~30분

치료 주기 - 보통 하루에 한번, 급성, 내과질병, 부인과 질병은 하루에 1~2 번 하되 10회~15회 치료후 15~30일 휴식후 다음 2번째 치료 주 기에 들어간다.

7. 치료요령

일정한 요령을 가지고 치료 할때 좋은 효과를 나타낸다.

요령이란? 몸에 미치는 영향을 좋게 하기 위하여 손쓰기의 자극에서 지구성, 유연성, 균등성, 율동성, 순차성, 배합성 등을 효과적으로 하는 것을 말한다.

8. 자극할 부위를 선택하는 방법

① 국부취혈 : 병이 발생한 국부에 있는 경혈을 선택하여 자극하는것이다. 예를 들면 허리가 아플때 신유혈을, 위가 아플때 중완혈을 선택하여 자극한다.

② 순경취혈 : 병이 발생한 장기의 해당되는 경락에서 그와 관련된 유혈, 특히 팔굽의 아래, 무릎 아래의 말초 부위의 유혈을 선택하여 자극하 는것, 예를 들어 가슴이 두근거릴때 내관혈을, 위장병에 족삼리 혈을

선택하여 자극한다.

③ 유발점선택 : 병이 발생하면 몸의 일정부위에 나타나는 유발점(아시혈, 천응)을 찾아서 자극하는것이다. 유발점은 병이 발생한 곳과 관련되어 있기 때문에 환자의 어떤 부위를 눌렀을때 나타나는 느낌이다.

④ 대칭부위 선택 : 상병하치, 좌병우치 예를 들어 어깨가 아플때 다리(조구혈)을 위가 아플때 제8흉추부터 제2요추의 사이를 오른쪽 반신 마비때 왼쪽 반신을 선택하여 자극 한다.

⑤ 신경분포 구역 선택 : 몸의 어느 한부위에 병이 생겼을 때 그 부위를 지배하는 신경총의 분포부위, 혹은 그 근처에 있는 경혈을 선택하여 자극하는 것이다.

⑥ 선차유도 : 손상된 부위의 종창, 어혈 등으로 그 부위에 직접 자극할 수 없을 때 먼저 그 둘레와 원위 단부에서 취혈하여 자극하고 해당 관절에 가벼운 돌리기를 시켜 종창과 어혈을 없애고 경락을 소통시키며 아픔을 멈춘다음 다시 손상된 정도에 따라 해당부위에 직접 치료 자극을 주는 것이다.

⑦ 후차유도 : 만성손상, 과로 손상때 먼저 손상부위를 기본으로 손쓰기 자극을 준 다음 손상 부위와 관련된 경락과 경혈을 다른 부위에서 선택하여 자극함으로써 손상 부위의 긴장을 풀고 아픔을 멈추게 하는 것이다. 예를 들어 만성적 허리 아픔에 먼저 허리를 자극하고 계속하여 다리의 뒤면과 위중혈을 자극한다.

9. 손쓰기를 선택하는 원칙

① 질병상태에 따라 선택 : 질병 상태에 따라 표증과 이증, 한증과 열증, 허증과 실증을 변증하고 그에 맞게 보법(원기를 보해주는것)과 사법(병사를 제거 하는것), 평보평사법(원기를 보하고 병사도 제거 하는 법), 온법(몸을 덥히는것), 청법(몸을 식히는것), 한법(땀을 내는것), 하법(위장에 머물러 있는것을 내려 보내거나 뒤로 내보내는법), 소법(뭉쳐있는 것을 삭이는 법) 등의 치료원칙을 세운것에 기초하여 손쓰기의 종류와 형태, 자극의 세기와 방향을 선택 하는 것이다.

예를 들어 속병이면서 허한증일 때는 보법, 온법으로 가벼운 손쓰기 자극을 주고 표증(겉에 있는질병)이면서 실열증 일때는 사법, 청법으로 센 손쓰기 자극을 준다.

② 치료 개체 상태의 선택 : 남자, 여자, 노인, 어린이 그리고 체질상태, 반응상태에 따라 나누고 손쓰기 자극의 부위의 크기, 형태, 깊이, 탄력성, 주름 등에 따라 손쓰기 종류와 자극의 세기를 선택하여야 한다. 예를 들어 노인의 체질이 허약하고 자극에 대한 반응이 민감할때는 주로 가벼운 쓰다듬기, 비비기, 주무르기를 많이 써서 치료하고 젊은 남자의 체질이 비만하고 자극의 반응이 둔할때는 누르기, 주무르기, 굴리기, 두드리기 등을 많이 쓰며 자극을 세게하여야 한다

10. 수법치료의 적응증과 금기증.

① 적응증 : 일반적의로 금기증을 제외하고 모든 경우에 수법치료의 적
응증으로 생각하면 된다.

② 금기증 : 급성 전염성 질병, 급성 화농성 질병, 악성종양, 전신화상,
전염성 피부질환, 몸에 금속물질을 삽입한경우, 성병, 뇌졸증, 정신
병, 심한 동맥경화, 심한 신장염, 흥분상태, 수법자극에 대한 반응 능
력이 없는사람.등

③ 상대적 금기증 : 임신기, 월경기, 질염, 요도염, 골반내 염증등

치료사는 환자의 몸을 직접적으로 치료 하기 때문에 환자와의 서로간
의 협력이 필요하고 친절하고, 설득력과, 인내력을 가져야 하며 치료하기
전에 환자로 하여금 대·소변을 보게한 뒤에 긴장을 풀수 있도록 도와 주
어야한다.

치료 하는동안 환자의 반응을 살피면서 자극의 강약을 조절하고 환자
가 잠이 들지 않도록 하여야 하며 부작용이 나타나면 치료를 중단하여야
한다.

제2장

손쓰기의 종류와 방법

1. 누르기(안법)
2. 찌르기(삽법)
3. 문지르기(유법)
4. 떨기(진법)
5. 쓰다듬기(찰법)
6. 비비기(마법)
7. 밀기(추법)
8. 튕기기(발법)
9. 주무르기(나법)
10. 꾸미기(날법)
11. 굴리기(곤법)
12. 두드리기(고타법)
13. 돌리기(요법)
14. 비틀기(반법)
15. 당기기(발신법)
16. 들기(단법)

01 누르기 (안법)

누르기란 자극하는 손을 자극할 곳에 수직으로 세워대고 적당한 힘으로 내려 누르는 것이다. 지난 시기 압박법, 지압법이라고도 불러왔다. 누르기는 몸의 어느 곳에다 다 쓸 수 있으며 특히 경혈과 반응점을 자극하는데 많이 쓴다.

1. 작용

경맥을 소통시키고 막힌 것을 열어주며 한사를 내보내고 아픔을 멈춘다. 혈액과 임파의 흐름을 좋게 하고 근육과 신경의 기능을 활성화시켜 병을 치료 한다. 배에서는 복압을 조절, 변화시키고 위장의 기능을 좋게 한다.

2. 요령

누르기는 환자를 눕히고 하는 것을 원칙으로 하며 부득이 앉히고 할때는 시술자는 일어서서 힘의 방향이 아래로 향하도록 자극하여야 한다. 누를 때 힘의 세기는 약하게 시작하여 점차 세게 하되 보통 5kg의 세기로 3~5초 동안 눌렀다가 점차 힘을 빼 주면서 손을 자극하는 면에서 떼지 말고 붙인체로 처음 위치로 돌아온다.

누르기를 할 때 자극하는 손은 자극할 곳에 수직으로 대며 팔꿈치는 될 수록 쭉 펴서 몸 가까이에 고정한다. 몸의 중심은 힘을 넣을 때 손에 옮겨 오고 힘을 뺄때는 다리에 옮겨 가면서 중심을 이용하여 율동적으로 누른 다. 이렇게 하여야 자극이 깊은 곳까지 미치게 되어 반응 효과를 원만히 일으키게 된다.

만일 중심을 이용하지 않고 손끝에만 힘을 주어 누르기를 하면 꼬집는 것과 같은 아픔과 불쾌감을 일으킬 뿐 치료 효과를 거둘 수 없게 된다. 있 는 힘을 손끝에 다 모아 아프게 누르는 것을 바로 《죽은 힘》이라고 하는 것이다.

3. 방법

① 엄지손가락으로 누르기

주먹을 가볍게 쥔 다음 바로 편 엄지 손가락 끝으로 누른다. 이 방법은 누 르기의 대표적인 손쓰기로써 가장 많 이 쓰이며 어느 곳에나 다 쓸 수 있다.

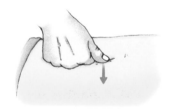

② 가운데 손가락으로 누르기

가운데 손가락 끝으로 누른다. 경혈, 좁은곳, 어린이를 누를 때 쓴다

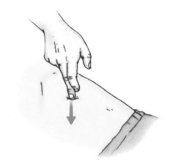

③굽힌 손가락으로 누르기

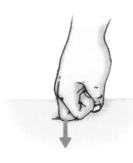

주먹을 쥔 다음 가운데 손가락의 튀
어나온 관절부위로 누른다. 필요에
따라 다른 손으로 자극하는 손의 손
목을 쥐고 힘을 합쳐 세게 누를 수
도 있다.

뼈마디 관절부위, 힘줄 등 좁고 단단한 곳을 누를 때 쓴다.

④ 손바닥으로 누르기

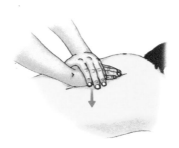

한 손바닥 혹은 겹쳐 얹은 두 손바
닥으로 누른다. 가슴통증, 허리와
같이 넓고 얇은 부위에 쓴다.

⑤손 뒤축으로 누르기

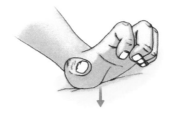

한손 뒤축 혹은 다른 손으로 자극하
는 손의 손목을 쥐고 힘을 합쳐 누
른다. 큰 근육을 누를 때 쓴다.

⑥ **주먹으로 누르기**

한 주먹 끝으로 누르거나 혹은 힘을
합친 주먹 끝으로 누른다. 근육이
많은 곳에 있는 큰 신경(예를 들면
좌골신경)을 누를 때 쓴다.

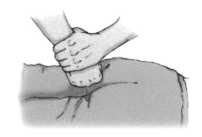

⑦ **팔꿈치로 누르기**

팔꿈치관절을 직각으로 굽힌 다음
팔꿈치 돌출부위로 누른다. 근육이
많고 넓은 곳(예를 들면, 엉덩이, 넓
적다리)을 누를 때 쓴다.

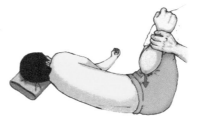

4. 배합

①떨며 누르기

떨기와 누르기를 함께 배합하여 쓴다. 누르기의 자극이 더 깊은 곳까지 미치도록 하는 데 쓴다.

②문지르며 누르기

문지르기와 누르기를 함께 배합하여 쓴다. 문지르면서 누를 수도 있고 먼저 누르고 그 상태에서 문지를 수도 있다. 이때 후자는 전자보다 더 효과가 좋다.

또한 한 자극 부위에서 누르기와 문지르기를 한 두번씩 엇바꾸어 배합할 수도 있는데 이것은 아픔이 심할 때 쓰면 좋다. 문지르며 누르기는 근육이 굳어지면서 결리는데, 신경통 등에 쓴다.

③누르며 비비기

누르기와 비비기를 함께 배합하여 쓴다. 관절부위에 생긴 병적 삼출물의 흡수와 유착된 조직을 떼어내기 위하여 그 둘레로 부터 가운데로 들어 오면서 비빌때에, 그밖에도 넓은 부위의 아픔을 유도하여 흩어지게 하는 진통 목적으로 쓰면 좋다.

5. 편법

① 찍기

엄지손가락 끝 혹은 가운데 손가락 끝으로 자극할 곳을 적당한 힘으로 점을 찍듯이 순간적으로 눌렀다가 바로 뗀다. 처음에 천천히 대고 누르다가 순간적으로 힘주어 누를 수 도 있고 처음부터 빠르면서 가볍게 힘주어 누르고 빨리 손을 뗄 수 도 있다. 전자는 후자보다 자극이 더 세다. 찍기는 얼굴, 잔등에 있는 경혈과 유발을 자극할 때에 쓴다.

② 밟기

환자를 눕히고 시술자는 일어서서 맨 발바닥으로 자극할 곳을 지그시 밟았다 놓는다. 두발로 밟을 때는 제자리 걷기 하는 것처럼 발을 교체하면서 천천히 밟는다.(이때는 공중 손잡이, 지지막대기, 담벼락 등에 의지하여 중심을 유지하고 자극 세기를 조절하여야 한다.) 밟기는 비만한 체질, 손 뒤축으로 누르기를 대신할 때 쓴다. 또한 몸살, 온몸이 쑤시며 아플 때 쓰면 좋다.

02 찌르기 (삽법)

찌르기란 자극하는 손가락을 자극할 곳에 수직으로 세워대고 손톱 끝으로 갑자기 찌르는 것이다. 찌르기는 주로 구급 혈을 자극할 때 쓰며 관절부위의 뼈와 뼈 사이나 어린이의 흥분성이 낮아진 신경부위에도 쓴다.

1. 작용

경락을 소통시키고 기혈순행을 순조롭게 하며 음양을 조화시키고 심규를 열어 심신을 강직하게 한다. 신경의 흥분성을 높여 자극을 중추에 전달함으로써 정신을 각성시키며 마비된 조직의 재생을 촉진한다.

2. 요령

찌르기는 환자를 눕히고 하는 것이 좋다. 급할 때는 임의의 자세에서도 찌르기를 할 수 있다. 먼저 손가락 끝의 지문 부위를 자극할 곳에 정확히 댄 다음 순간적으로 손가락을 똑바로 세우면서 손톱 끝으로 찔렀다 뗀다.

3. 방법

① 엄지손가락으로 찌르기

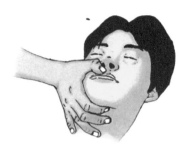

엄지손가락의 손톱끝 으로 찌른다.
어른들의 인중, 십선, 합곡, 용천,
소상 등 구급 혈과 관절부위의 뼈
사이 사이를 자극할 때 쓴다.

② 가운데 손가락으로 찌르기

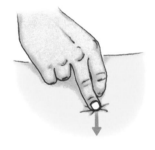

가운데 손가락의 손톱 끝으로 찌른다.
주로 어린이의 구급 혈을 찌를 때 쓴
다. 구급 목적으로 찌르기를 할 때 한
개 자극 점만을 계속 찌르면 상처를
입힐 수 있고 자극 감수세기도 무디게
되므로 한점을 몇 번 찌르고 다른 점
을 교체하여 찌르도록 하여야 한다.

4. 배합

찌르기와 꼬집기

찌르기와 꼬집기는 같은 목적에 쓰이므로 한 자극 점에 대하여 어느 한
가지를 쓰거나 두 가지를 교체하여 쓸 수 있다. 자극 점의 특성에 따라 찌
르기와 꼬집기에서 편리한 쪽을 선택하면 된다.

5. 변법

꼬집기

엄지와 검지의 두 손톱으로 자극할 곳을 갑자기 꼬집는다. 주로 구급혈, 마비된 부위, 어린이를 자극할 때 쓴다.

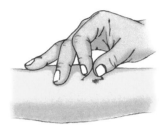

03 문지르기 (유법)

문지르기란 자극하는 손을 자극할 곳에 딱 붙이고 적당한 힘을 주면서 돌려 문지르는 것이다. 문지르기는 몸의 어느 곳에나 다 쓸 수 있으며 특히 뭉쳐 있는 근육을 푸는 데 많이 쓴다.

1. 작용

경맥을 소통시키고 기와 혈이 뭉쳐 있는 것을 흩어지게 하며 아픔을 멈춘다. 병적삼출물을 흡수시키고 염증을 없애며 유착된 조직을 떼어 내어 그 기능을 회복시킨다.

2. 요령

문지르기는 환자를 눕히거나 앉히고 한다. 자극하는 손을 자극할 피부 면에 완전히 밀착시켜 고정한 다음 피부의 탄력을 이용하여 그 밑에 있는 조직들을 돌려 문지른다. 다시 말해서 자극하는 손은 피부면의 한점에 고정하고 그 밑에 있는 조직들에 대해서는 피부의 탄력성이 허용되는 범위에서 작은 원을 그려주듯이 운동을 한다.

문지르기의 기본사항은 뭉친 것을 풀어 주는 것으로 알맞게 누르면서 가볍고, 부드럽게 문질러야 하며 너무 무리한 힘을 쓰지 말아야 한다.;

ㅋ.방법

①엄지손가락으로 문지르기

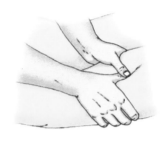

한쪽 혹은 양쪽 엄지 손가락 끝을 대고 문지른다. 넓은 부위를 문지를 때는 손가락 끝의 밀착점을 여러개 선정하고 하나씩 순차적으로 문지르며 팔다리를 문지를 때는 두 손으로 마주 쥐고 두 엄지손가락 끝을 평행되게 가지런히 대고 근육이나 힘줄의 종축을 따라 옮겨가면서 순차적으로 문지른다.

귀와 기혈을 문지를 때도 엄지와 검지를 마주 쥐고 문지른다. 엄지손가락으로 문지르기는 문지르기의 대표적인 손쓰기로서 가장 많이 쓰이며 어느 곳에나 다 쓸 수 있다.

②여러 손가락으로 문지르기

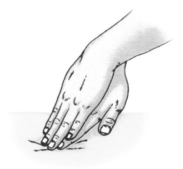

자극할 곳의 크기에 따라 두 손가락 끝, 세 손가락끝 또는 네 손가락끝을 합쳐대고 문지른다. 필요에 따라 다른 쪽 손을 자극하는 손가락위에 겹쳐 얹고 두 손의 힘을 합쳐 문지른다. 여러 손가락으로 문지르기는 넓은 부위를 문지를 때 쓴다.

③ **손바닥 큰 볼로 문지르기**

손바닥 큰 볼을 대고 문지른다. 넓고
유연한곳, 어린이를 문지를때쓴다.

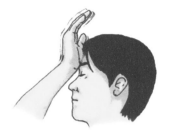

④ **손 뒤축으로 문지르기**

한 손뒤축으로 문지르거나 혹은 다
른 쪽 손으로 자극하는 손목을 쥐고
힘을 합쳐 손 뒤축으로 문지른다.허
리,엉덩이,허벅지 등 근육이 많은
곳을 문지를 때 쓴다.

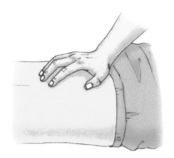

4. 배합

① **문지르며 누르기**(누르기 부분을 참조 할것)

② **누르며 문지르기**

힘 있게 누르면서 가볍게 문지른다. 원래 문지르기 자체가 누르면서
문지르지만 여기서는 더 큰 힘으로 누르기를 하면서 문지르기를 함
께 배합하는 것을 말한다. 누르며 문지르기는 주로 엄지손가락으로
관절 염좌 를 치료 할 때 쓴다.

③ **문지르며 주무르기**

문지르기와 주무르기를 함께 배합하여 쓴다. 근육의 뭉친 곳을 풀 때
쓰면 좋다.

04 떨기 (진법)

떨기란 자극하는 손을 자극할 곳에 세워대고 종축으로 부드럽게 떠는 것이 좋다. 떨기는 근육과 신경의 기능이 약해졌거나 마비된 곳에 쓴다.

1. 작용

경맥을 소통시키고 경기가 몸에 잘 펴지게 함으로써 정기(원기)의 기능을 돋구어 주고 사기(병사)를 몸 밖으로 내보낸다.

가벼운 떨기, 보통 떨기는 근육섬유와 혈관수축신경의 흥분성을 높이고 낮아진 신경의 흥분성도 높인다. 세게 떨기는 높아진 신경의 흥분성을 낮추고 혈관확장 신경과 분비신경을 흥분시켜 혈압을 낮추고 선세포의 분비를 촉진시킨다. 그러므로 떨기를 할 때 마비된 곳에는 가볍게 혹은 보통세기로 하고 경련이 온 곳에는 세게 하여야 한다.

2. 요령

떨기는 환자를 눕히고 하는 것을 원칙으로 하며 머리 위와 귀에 떨기를 할때는 환자를 앉히고 일어서서 힘의 방향이 수직으로 향하도록 자극하여야 한다. 보통 0.5kg의 힘의 세기로 15-20회/초 의 진동수로 3-5초 동안 혹은 더 길게 떤다.

　이때 자극하는 손을 자극할 곳에 가볍게 대고 윗몸을 약간 앞으로 숙이고 어깨와 팔꿈치 관절은 고정한 다음 손목과 손가락의 관절들에 힘을 주지 말고 팔 전체를 긴장시켜 종축으로 진동을 일으켜야 한다.

3. 방법

① 엄지손가락으로 떨기

　엄지 손가락 끝을 대고 떤다. 경혈과 반응 점을 비롯한 좁고 깊은곳을 떨 때 쓴다.

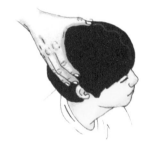

② 네 손 가락으로 떨기

　네 손가락을 합쳐대고 떤다. 주로 가슴, 배, 얼굴을 떨 때 쓴다.

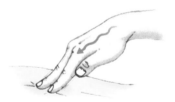

③ 손바닥으로 떨기

　손바닥의 전면을 대고 떤다. 떨기의 대표적인 손 쓰기로서 잔등, 허리, 배와 같은 넓은 곳을 떨 때 많이 쓰며 경추를 자극하기 위하여 머리위

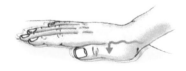

에대고 떨고, 고막을 자극하기 위하여 귀에 대고 떨 때 쓴다.

④ 주먹으로 떨기

주먹 끝을 대고 떤다. 허리, 엉덩이,
허벅지를 떨 때쓴다.

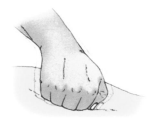

⑤ 쥐고 떨기

한손 또는 두 손으로 근육을 잡아쥔
다음 약간 당기면서 떤다. 주로 배를
떨때 쓴다.

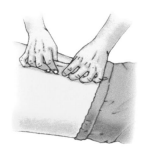

4. 배합

① 떨며 누르기(누르기 부분을 참조 할 것)

② 떨며 밀기

떨기와 밀기를 함께 배합하여 쓴다. 머리,얼굴 그리고 마비, 위축된
조직의 기능을 회복시키는데 쓰면 좋다

5. 변법

털기

환자를 맥을 놓게 하고 자극하는 두 손으로 팔 또는 다리의 한끝을 쥐고 아래 위로, 좌·우측으로 가볍고 빠른 진동을 주며 떤다.

예를 들어 손목을 쥐고 팔을 털어 진동이 어깨 관절에 미치게 하며 팔꿈치를 쥐고 팔 앞쪽을 털어 진동이 손목 관절에 미치게 한다.

털기는 관절의 기능을 좋게 하고 팔다리를 시원하게 할때 쓴다. 관절부위를 당길 때 털기와 당기기를 함께 배합하여 쓰면 좋다.

05 쓰다듬기 (찰법)

쓰다듬기란 자극하는 손을 자극할 곳에 대고 적당한 힘으로 밀었다 당겼다 하면서 앞뒤 혹은 좌우로 똑바로 쓰다듬는 것이다. 쓰다 듬기 는 몸의 어느 곳이나 쓸 수 있으며 특히 경락과 혈관 임파관, 결합 조직에 많이 쓴다.

1. 작용

혈맥밖에 있는 체액성분, 체표를 둘러싸고 있는 기의 한 성분을 조화시키고 경맥을 소통시키며 기혈이 잘 돌게 하여 담을 삭히고 어혈을 풀며 아픔을 멈추게 한다. 신경 말단 장치들을 자극하여 지각신경의 흥분성을 높이고 국소 모세 혈관의 충만도 를 높임으로써 피부온도를 높이고 상쾌한 감을 느끼게 한다. 땀선, 피지선을 자극하여 분비기능을 높이고 국소 근육의 영양상태를 좋게 하며 위축된 조직의 재생능력을 회복시키고 조직들의 유착을 예방 또는 치료한다.

가벼운 쓰다듬기는 조직의 친화성을 유발시키므로 수법치료의 시작과 끝마칠 때 흔히 쓰는데 마치 문을 열고 들어갔다가 닫고 나오는 것과 같다.

2. 요령

쓰다듬기는 환자를 눕히고 하며 어깨와 목을 할때는 앉히고 하는 것이 편리하다. 시작할 때는 천천히 가볍게 하고 보통 2kg정도의 힘으로 하고 필요에 따라서는 그보다 더 세게 할 수 있다. 자극하는 손은 언제나 직선 궤도 위에서 일진,일퇴, 앞 혹은 옆으로 내밀 때와 다시 당길 때의 힘을 균등하게 유지하도록 하여야 한다. 그리고 자극할 부위의 형태와 크기에 따라 자극하는 손을 부채살 모양이나 빗살 모양으로 이동하면서 쓰다듬는다. 세게 쓰다듬기를 오래 할때는 미리 준비 해둔 윤활제를 약간 바르고 하여야 피부에 상처를 내지 않을 수 있다.

3. 방법

①엄지손가락으로 쓰다듬기

한쪽 또는 양쪽 엄지손가락 끝으로 가볍게 쓰다듬는다. 주로 앞머리를 쓰다듬을 때, 어린이를 쓰다듬을때 쓴다.

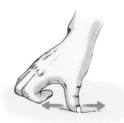

②여러 손가락으로 쓰다듬기

엄지와 검지의 손가락으로 쓰다듬기를 하는 것은 손가락, 발가락을 마주 쥐고 종축으로 쓰다듬을때 쓰며 네 손가락으로 쓰다듬기를 하는 것은 머리, 얼굴, 늑간, 힘줄 사이를 쓰다듬을때 쓴다.

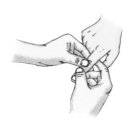

③ 손바닥 볼로 쓰다듬기

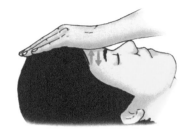

손바닥 큰볼이나, 작은볼로 가볍고
부드럽게 쓰다듬는다. 얼굴, 엷은
근육, 어린이를 쓰다듬을때 쓴다.

④ 손바닥으로 쓰다듬기

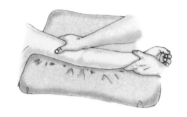

손가락 엄지와 검지를 벌려 앞을 향
하도록 손바닥을 대고 쓰다 듬는다.
넓은 곳을 쓰다듬을 때는 양손 엄지
손가락 끝이 맞붙도록 두 손바닥을

대고 쓰다듬으며 팔, 다리부위를 쓰다듬을때 다른 손으로 팔 혹은 다
리를 쥐고 한손바닥으로 쓰다듬는다. 손바닥으로 쓰다듬기는 쓰다듬
기의 대표적인 손쓰기로써 가장 많이 쓰인다.

⑤ 주먹으로 쓰다듬기

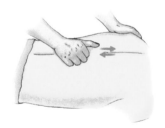

주먹바닥으로 쓰다듬는다.
주로 잔등, 허리, 발바닥을 쓰다듬
을 때 쓴다.

4. 배합

① 비비며 쓰다듬기

비비기와 쓰다듬기를 자주 교체하면서 함께 배합 하여 쓴다. 뭉친 것

을 흩어지게 하는데 쓰면 좋다. 원통 모양인 팔과 다리는 두 손바닥 사이에 끼우고 손가락과 발가락은 엄지와 검지 손가락사이에 끼우고 둥글게 비비며 똑바로 쓰다듬는다.

② 비틀며 쓰다듬기

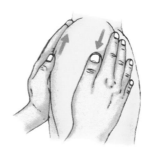

자극하는 두 손을 가지런히 대고 한 손은 앞으로, 다른손은 뒤로 서로 반대 방향으로 해주면서 근육이 그사이에서 비틀어지게 쓰다듬는다.
큰 근육을 쓰다듬을 때, 근육을 단련시키기 위하여 쓰면 좋다.

③ 변법

훑터 내리기

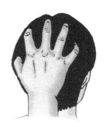

다섯 손가락 혹은 열손가락을 모두 굽혀 손끝을 깊숙이 가져다 대고 머리 앞에서 정수리를 거쳐 뒷머리까지 머리카락속의 피부를 훑터 준다. 훑터 주는 과정에서 이따금씩 머리카락을 움켜잡듯이 손끝에 힘을 주어 세게자극을 준다. 머리를 시원하게 할 때 쓰며 늑간 신경통 때도 늑간 에 따라 자극하는데 쓴다. 손톱에 의한 피부에 상처가 생기지 않도록 주의하여야 한다.

06 비비기 (마법)

비비기란, 자극하는 손을 자극 할 곳에 대고 적당한 힘으로 둥굴게 돌려 비비는 것이다. 비비기는 몸의 어느 곳에나 다 쓸 수 있으며 특히 가슴과 배, 소화기계통의 질병, 국부의 부종, 팔과 다리, 손가락, 발가락, 손등, 발등, 뼈마디 관절부위에 많이쓴다.

1. 작용

기와 혈을 잘 돌아가게 하고 부은 것을 내려주고 비위를 건강하게 하고 열을 내려준다. 모세혈관의 피충만도를 높여 국부의 피부 온도를 높이고 근육의 물질대사를 촉진 한다. 또한 관절의 기능을 좋게 하고 국부의 염증을 치료 해주며 혈액과 임파의 순행을 좋게 한다.

2. 요령

비비기는 환자를 눕히고 한다. 표재성 질병일땐 가볍게 하고, 심재성 질병 때는 세게하되 보통 3kg정도의 힘으로 누르면서 돌려 비빈다.

자극하는 손은 둥근궤도 위에서 회전하여야 하는데 자극하는 부위의 형태와 크기에 따라 크고 작은 고리모양으로, 혹은 반달모양으로 비빈다.

배를 비빌때는 시계 방향에 일치하게 고리모양으로 돌려 비비고 국부의 충혈, 삼출액이 있는 부위에는 그 둘레로부터 시작하여 점차 가운데

쪽으로 좁혀 들어가면서 비빈다.

원통모양인 팔과 다리는 반달모양으로 돌아갔다 돌아왔다 하면서 비비고 승모근과 같이 길게 생긴 근육은 종축을 따라 타래모양으로 비빈다.

3. 방법

① 엄지손가락으로 비비기

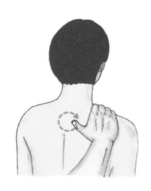

엄지 손가락 끝으로 고리 모양 또는 타래모양으로 비빈다.

경혈, 반응점, 머리, 얼굴, 손, 발등 작은 부위와 어린이를 비빌 때 쓴다.

② 여러손가락으로 비비기

두 손가락끝, 세 손가락끝 네 손가락끝으로 고리모양, 타래모양으로 비빈다. 비교적 좁은 부위를 비빌 때 쓴다.

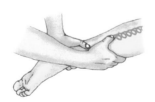

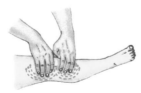

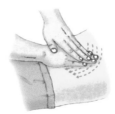

타래모양으로 비비기　　　반달모양으로 비비기　　　네 손가락으로 비비기

③ 손바닥 볼로 비비기

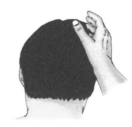

손바닥의 큰볼이나, 작은볼로 가볍게 고리모양으로 비빈다. 주로 얼굴,

얇은살, 어린이를 비빌때 쓴다.

④ 손바닥으로 비비기

손바닥의 전면을 대고 고리모양, 타래모양, 반달모양으로 비빈다.
배, 잔등, 허리를 비빌때는 가운데부터 점차 폭을 넓혀 나가면서 고
리모양으로 비비거나 배에서 작은 타래가 큰 고리로연결 되게 돌려
비비고 잔등과 허리에서 작은 타래가 긴 직선으로 연결되게 내려가
면서 비빈다.

팔과 다리를 비빌 때는 한손으로 팔이나 다리를 받쳐쥐고 자극하는
손바닥을 감싸쥔 다음 반달모양으로 갔다, 왔다 하면서 돌려 비빈다.
손바닥으로 비비기는 비비기의 대표적인 손쓰기로써 가장 많이쓰인다.

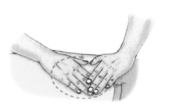

고리모양으로 비비기

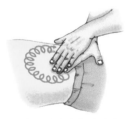

큰고리로 연결되게 비비기

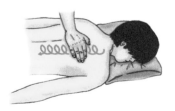

긴 직선으로 연결되게 비비기

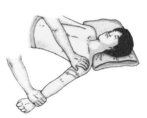

반달모양으로 비비기

⑤ 주먹으로 비비기

한손의 주먹바닥이나 또는 주먹끝으로 고리모양, 타래모양, 반달모양으로 비빈다. 잔등, 허리, 다리의 뒷면 등을 세게 비빌때쓴다

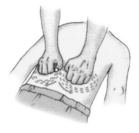 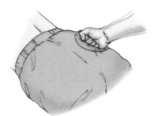

주먹바닥으로 비비기   주먹끝으로 비비기

4. 배합

① 누르며 비비기 (누르기 부분 참조 할 것)
② 비비며 쓰다듬기 (쓰다듬기 부분 참조 할 것)

5. 변법

① 두 손바닥으로 마주 비비기

두 손바닥 사이에 원통모양인 팔 또는 다리를 수직으로 끼우고 마치 송곳을 비벼 넣듯이 대칭적으로 반달모양으로 마주 비빈다. 팔과 다리를 비롯한 원통모양부위에 다 쓸 수 있다.

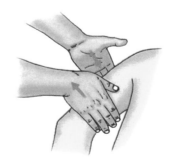

② **엄지와 검지 손가락으로 마주비비기**

두 엄지와 검지 손가락사이에 자극
할 손가락이나 발가락을 수직으로
끼우고 마치 노끈을 비비듯이 대칭
적으로 반달모양으로 마주 비빈다.
손가락, 발가락과 목이나 어깨에 있
는 굵고 긴 근육을 비빌 때 쓴다.

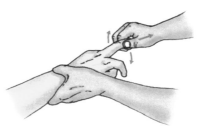

07 밀기(추법)

밀기란 자극하는 손을 자극 할 곳에 적당한 힘으로 앞 혹은 옆으로 바로 미는 것이다.

밀기는 몸의 어느 곳에나 다 쓸 수 있으며 특히 정맥과 임파관이 있는 곳, 어린이 를 자극 할 때 많이 쓴다.

1. 작용

영위를 조화시키고 경맥을 소통시키며 열을 내려주고 한사(한성병사) 를 내보낸다. 기혈순행이 잘되게 하여 어혈을 풀고 담을 삭히며 아픔을 멈춘다. 혈액과 임파의 순환이 잘되게 하여 근육과 힘줄의 기능을 높이 며 조직의 유착과 위축을 낮게 한다.

그리고 세게 밀기는 신경의 흥분성을 제지시켜 과민상태의 신경성 질 병을 낮게 한다.

2. 요령

밀기는 환자를 눕히고 한다. 자극하는 손을 자극 할 곳에 대고 가볍게 시작하여 점차 세게 하되 보통 3-4kg의 세기로 누르면서 민다.

어린이에 대한 밀기는 가볍게 하여야 한다. 밀기를 할때 자극하는 손은 언제나 직선상에서 앞으로 혹은 한쪽 옆으로만 밀고 나가며 다시 돌아올 때는 손을 때고 처음위치로 돌아온다.

정맥과 임파의 흐름, 지각신경의 주행에 평행되게 말초에서 향심방향, 중추방향으로 미는 것을 원칙으로 한다. 충혈, 병적삼출물이 있는 부위에서는 직접 밀지말고 그윗 부분을 미는 유도법을 써야 한다.

자극 할 곳의 형태와 크기에 따라 부채살 모양, 빗살 모양으로 손을 이동하면서 민다. 세게 밀기를 오래 할때는 미리 준비한 윤활제를 약간 바르고 하여야 피부상처를 예방할 수 있다.

3. 방법

① 엄지손가락으로 밀기

엄지 손가락끝으로 민다. 얼굴, 좁은 관절부위를 밀때, 어린이를 밀때 쓴다.

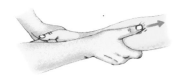

② 손바닥으로 밀기

엄지와 검지 손가락을 벌려 앞을 향하도록 한 손바닥 또는 양 손바닥을 겹쳐 대고 힘을 주면서 밀거나 팔과 다리를 치료사의 어깨에 메고 깍지낀 두손바닥을 대고 밀수도 있다. 손바닥으로 밀기는 밀기의 대표적인 손쓰기로서 넓은 부위를 미는데 많이 쓰인다.

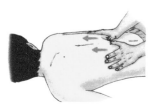
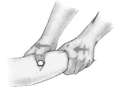
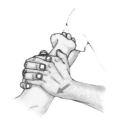

두손바닥으로 밀기   손바닥을 감싸대고 밀기   깍지낀 두손바닥으로 밀기

③ 손바닥 모서리로 밀기

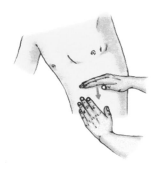

한손바닥모서리 또는 마주댄 손바
닥 모서리로 결장과 직장의 주행방
향에 일치하게 민다.필요하면 그와
반대 방향으로 밀수도 있다. 손바닥
모서리로 밀기는 변비 등을 치료 할
때 쓴다.

④ 팔뚝으로 밀기

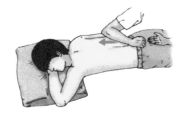

팔굽관절을 직각으로 굽힌 다음, 팔
뚝 척골면을 대고 민다. 주로 잔등,
허리, 허벅지를 밀때 쓴다.

⑤ 주먹으로 밀기

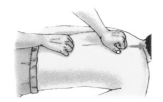

주먹바닥을 대고 민다. 잔등, 허리,
허벅지, 발바닥 등을 밀때쓴다.

4. 배합

① 떨며 밀기(떨기 부분을 참조)

② 밀며 주무르기

   밀기와 주무르기를 엇바꾸어 가면서 함께 배합하여 쓴다. 목, 어깨,
   팔다리, 잔등, 허리 등 부위의 뭉친 근육을 푸는데 쓰면 좋다.

5. 변법

① 모아 밀기

   자극하는 두손의 엄지손가락 또는
   여러 손가락을 자극할 부위의 양쪽
   기슭에 각각 갈라서 대고 옆으로부
   터 가운데로 향해 동시에 밀어 합친
   다. 이마, 눈두덩, 입술을 모아 밀때

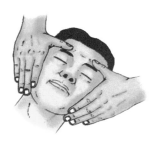

   는 엄지 손가락으로, 아래배를 모아 밀때는 여러 손가락을 사용한다.
   모아 밀기는 보법에 속한다.

② 갈라 밀기

   자극하는 두손의 엄지손가락 또는
   여러 손가락을 자극할 부위의 가운
   데에 모아대고 가운데로부터 양쪽

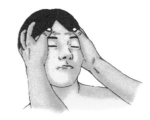

옆을 향해 동시에 밀어 가른다. 이마, 눈두덩, 입술을 갈라서 밀때는 엄지손가락으로, 아래배를 갈라서 밀때는 여러 손가락으로 한다. 갈라밀기는 사법에 속한다.

③ 짜기

두 엄지손가락끝 혹은 엄지와 검지 손가락을 자극할 곳에 갈라서 마주 대고 그 사이에 있는 병조의 분비물을 짜서 밖으로 배출시키거나 속에서 터트려 흡수 시킨다. 짜기를 할 때 병조부위와 자극하는 손을 철저히 소독하여야 한다.

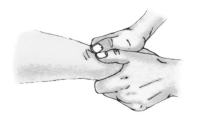

08 팅기기 (발법)

자극하는 손을 자극할 곳에 수직으로 세워대고 적당한 힘으로 미끌어 지면서 팅기는 것이다. 팅기기는 온몸의 근육힘줄, 인대에 쓰며 특히 잔등과 허리에 많이 쓴다.

1. 작용

경맥을 소통시키고 기혈의 순행이 잘되게 하여 어혈을 풀고 아픔을 멈춘다. 근육과 힘줄, 인대 등의 결절과 유착을 풀고 경련을 멈추며 그 기능을 높여준다.

2. 요령

팅기기는 환자를 눕히거나 앉아서 한다. 팅기기의 형태는 두가지가 있다. 하나는 자극하는 손가락 끝을 자극할 곳의 옆기슭에 대고 횡축방향으로 밀어 긴장시켰다가 미끌어 지면서 팅기는 것이고, 다른 하나는 자극하는 손의 엄지 손가락끝과 두번째 손가락끝으로 자극할 곳을 집어들어 긴장시켰다가 미끌어 지면서 팅기는 것이다. 팅기기는 마치 가야금 줄을 팅기는 것과 비슷하다고 볼수 있는데 앞에서 말한 것은 한 손가락으로 줄을 잡아 팅기는 것이고 뒤에서 설명한 것 은 엄지와 검지 손가락으로 줄을 집어서 팅기는 것과 같다.

3. 방법

① 엄지 손가락으로 팅기기

엄지 손가락 끝을 자극할 근육, 힘
줄, 인대의 한쪽 기슭에 가져다 대
고 옆으로 미끌어 지면서 팅긴다.
크고 작은 곳에 다 쓸 수 있다.

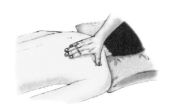

② 여러가지 손가락으로 팅기기

두손가락 또는 세손가락 끝을 자극
할곳의 한쪽 기슭에 가져다 대고 옆
으로 미끌어 지면서 팅긴다. 큰 근
육과 방광경을 따라 쓴다.

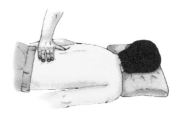

③ 집어 팅기기

엄지손가락과 두 번째 손가락 끝으로 자극할 곳을 집어들고 위로 미
끌어지면서 팅긴다. 큰 근육과 힘줄, 아킬레스건 등을 팅길때 쓴다.

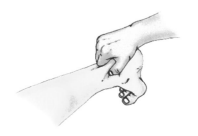
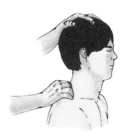

아킬레스건 집어 팅기기   승모근 집어 팅기기

4. 변법

①집어 늘이기

자극하는 두손가락을 굽힌 다음
두 번째 마디를 집게처럼 써서
그 사이에 자극할 곳을 집어 늘
였다가 미끌어져 빠지게 한다.
말초순환을 좋게 하기 위하여 손

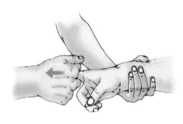

가락의 끝마디를 자극할 때 고황혈을 비롯한 경혈부위를 자극할 때
쓴다.

09 주무르기 (나법)

자극하는 손으로 자극할 곳을 쥐고 적당한 힘으로 주무르는 것이다. 주무르기는 머리를 제외한 몸의 어느 곳이나 다 쓸 수 있으며, 특히 근육과 피하조직이 발달된 곳에 많이 쓴다.

1. 작용

열을 내리고 풍한사를 내보내고 막힌 것을 열어주고 경맥을 소통 시켜준다. 양기를 돋구어 주고 비위를 건전하게 한다. 혈액과 임파의 순환을 촉진 시켜 주고 근육의 영양상태를 좋게 하며 피로를 풀게한다. 조직의 위축과 유착을 풀어주고 그 기능을 높여준다. 또한 만성적인 변비를 풀어준다

2. 요령

주무르기는 환자를 눕히거나 앉히고 한다. 자극하는 손으로 자극할곳의 깊은 연부조직까지 쥐고 뼈에서 들어올려 늘이면서 주무르고 늘일 수 없는 굳은 조직은 뼈에 대고 누르면서 주무른다. 처음에는 가볍게 시작하여 점차 세게 하거나 한번은 가볍게 한번은 세게를 번갈아 가면서 주무른다.

손끝을 세워 피부 겉면만 쥐고 주무르는 일이 없도록 하여야 한다. 일

반적으로 근육과 조직의 종축을 따라 향심성 방향으로 주무른다.

3. 방법

① 손가락으로 주므르기

자극하는 손의 엄지 손가락과 나머지 손가락을 적당히 써서 자극할
곳을 마주 쥐고 주무른다. 자극부위
의 형태와 크기에 따라 한손 또는
두손으로 주무른다. 손가락으로 주
무르기는 목, 어깨, 겨드랑이, 손,
발, 아킬레스건 등을 주므를때 쓴
다.

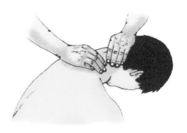

②손바닥으로 주므르기

자극하는 손의 손가락은 물론 손바
닥까지 다 써서 자극할 곳을 마주
쥐고 마치 밀가루 반죽하듯이 주므
른다. 원통모양인 팔과 다리는 두손
으로 마주 감싸쥐고 엄지손가락은
팔다리의 종축에 평행으로 대고 주
무른다. 손바닥으로 주무르기는 큰 근육을 주무를때 쓴다.

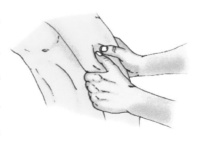

4. 배합

① 문지르며 주무르기 : 문지르기 부분을 참조 할 것.

② 주무르며 꾸미기

주무르기와 꾸미기를 함께 배합하여 쓰는 것이다. 원래 꾸미기 속에
주무르기도 포함되어 있는데 이 두 가지를 배합한다는 것은 꾸미기
를 할 때보다 주무르기를 더 충분히 하면서 천천히 밀고 나가는 꾸미
기를 한다는 것을 의미한다.

③ 밀며 주무르기 : 밀기 부분을 참조 할 것.

10 꾸미기 (날법)

꾸미기란 자극하는 손으로 자극할 곳을 쥐고 적당한 힘으로 밀고 나가면서 주물러 꾸미는 것이다. 꾸미기는 머리, 손발을 제외하고 몸의 어느 곳에나 다 쓸 수 있으며 특히 잔등과 허리에 많이 쓴다.

1. 작용

열을 내려주고 풍사를 내보내며 막힌 것을 열어주고 경맥을 소통시킨다. 음양을 조화시키고 독맥과 배유혈(잔등의 경혈)을 자극하여 오장육부의 기능을 높여주며 정신을 맑게 한다. 피부와 근육을 단련하여 그 재생과 정을 촉진하고 기능을 높이며 특히 중추신경과 위장관의 기능을 좋게 한다.

2. 요령

꾸미기는 환자를 눕히고 한다. 자극하는 두 손으로 자극할 곳을 쥐고 들어 올리기와 내려 누르기, 앞으로 밀기와 손가락으로 주무르기를 함께 진행하는 방법으로 한다. 손끝으로 엷은 피부층만 쥐지 말고 깊은 층의 연부조직을 쥐고 하여야 한다.

자극할 곳을 사이에 두고 앞뒤로 쥐되 뒤에 놓인 손가락은 근육에 깊이 가져다 대고 누르면서 앞으로 밀고나가며 앞에 놓인 손가락은 근육을 뒤에 놓인 손가락에 대고 들어 늘이면서 주물러야 한다.

자극을 세게 하기 위하여 밀고 나가는 도중 도중에 멈춰 서서 충격적인 늘이기를 하고 연속해 나갈 수 있다. 그러나 충격적인 늘이기는 처음부터 하지 말고 자극에 예민한 사람과 어린이들에 대해서는 조심스럽게 해야 한다.

3. 방법

① 가벼운 꾸미기

자극하는 손의 양쪽 엄지손가락 끝이 맞붙도록 자극할 곳의 뒤에 가져다 대고 나머지 두손가락 또는 세손가락은 앞에 대고 꾸민다. 자극할 곳이 좁고 엷을 때, 어린이를 꾸밀 때 쓴다.

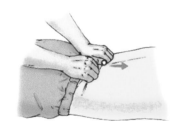

② 세게 꾸미기

자극하는 손의 두 집게 손가락 끝이 맞 붙도록 자극할 곳의 뒤에 가져다 대고 엄지손가락은 앞에

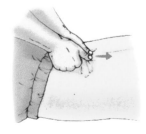

대고 꾸민다. 자극할 곳이 넓고 두터울 때 쓴다.

③ 잔등꾸미기

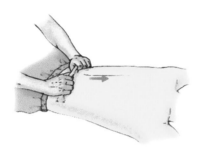

엉덩이로부터 어깨 또는 목까지
독맥(척주선), 족태양방광경의 1
측선, 2측선을 따라 피부가 붉어
지고 땀이 날 때까지 가볍게, 세
게 잡아 늘이면서 꾸민다. 아래
로부터 어깨를 향해 올려 꾸미는
것은 보법이고 반대로 내려 꾸미는 것은 사법이다. 잔등꾸미기는 꾸
미기의 대표적인 손쓰기로서 소화기 질병, 신경쇠약증, 불면증, 몸
이 허약한데 많이 쓰며 특히 어린이의 만성소화불량증, 영양실조증,
만성간염, 경련성 소질 등에 쓰면 매우 좋다. 큰 병이 없는 사람도 늘
잔등꾸미기를 하면 병을 예방하고 오장육부의 기능을 높여 건강에
많은 도움을 준다.

4. 배합

주무르며 꾸미기 : 주무르기 부분을 참조 할 것.

11 굴리기(곤법)

굴리기란 자극하는 손등을 자극할 곳에 대고 적당한 힘으로 누르면서 굴리는 것이다. 굴리기는 큰 근육이 있는곳, 관절부위, 인대 등에 많이 쓴다.

1. 작용

경맥을 소통시키고 기혈을 잘 돌게 하며 풍사를 내보내고 아픔을 멈춘다. 피부와 근육에 비교적 센 자극을 주어 낡은 상피세포를 없애고 새 세포의 생성을 촉진하며 지각신경의 흥분성을 높이고 근육과 관절의 기능을 높여준다.

2. 요령

굴리기는 환자를 눕히고 한다. 자극하는 손을 약간 오무려 쥐고 손바닥 모서리를 자극할 곳에 댄 다음 손목을 축으로 하여 제 5, 4, 3 중수골의 순서로 빠른 속도로 손등을 굴린다. 굴릴 때 중수 수지 관절의 돌출부가 닿으면 아프기 때문에 손을 길죽하게 쥐고 평편하게 굴려야 한다. 앞으로 굴려갈 때는 보통 3~4kg의 세기로 누르면서 굴리고 뒤로 돌아올 때는 그보다 가볍게 굴려 제자리로 돌아온다.

굴리기는 앞으로 이동하면서 연결하되 자극부위의 형태와 크기에 따라 부채살 모양 또는 빗살 모양으로 굴릴 수 있다. 자극하는 손이 앞으로 전진할 때 피부면에서 뛰어넘지 말아야 하며 피부를 훑으면서 주름잡아 누르거나 갑자기 충격적인 힘으로 굴리지 말아야 한다. 일반적으로 굴리기의 시작과 끝은 가볍게 하는 것이 좋다.

3. 방법

① 작은 굴리기

손등전면을 다 쓰지 않고 제 5, 4 지골의 첫마디만을 가볍게 굴린다. 좁은 부위, 엷은 부위에 굴릴 때 쓴다.

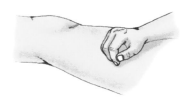

② 큰 굴리기

손등과 네손가락의 첫마디를 다 써서 힘있게 굴린다. 넓은 부위, 두터운 부위에 굴릴 때 쓴다.

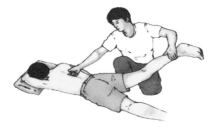

12 두르리기 (고타법)

두드리기란 자극하는 손으로 자극할 곳을 적당한 힘으로, 수직 방향으로 내려 두드리는 것이다. 두드리기는 몸의 어느곳에나 다 쓸 수 있으며 특히 근육을 자극하는데 많이 쓴다.

1. 작용

기혈을 잘 돌게 하고 풍한사를 내보내며 저리고 아픈 마비감을 없앤다. 국소근육의 팽륜과 충혈도를 높여 영양상태를 좋게 하고 피로를 빨리 풀어지게 한다. 말초신경의 흥분성을 낮추어 신경통, 신경쇠약을 치료하며 해당 부위에 대한 두드리기는 심장, 폐, 위, 대장, 방광 등 내장 장기들의 기능을 높여준다.

2. 요령

두드리기는 환자를 눕히고 하며 어깨와 머리를 할때는 앉히고 하는 것이 편리하다. 시작할때 가볍게 두드리다가 점차 세게 하되 보통 1~3kg의 세기로 부드러운 충격을 추면서 율동적으로 두드린다.

좁은 부위는 한손으로, 넓은 부위는 두손으로 두드리는데 위팔은 몸 가까이에 고정하고 손목관절에 힘을 주지 말며 팔굽 관절을 아래·위로 자연스럽게 두드려야 한다. 자극하는 손이 짧은 순간 자극할 곳을 때리고 절로 튕겨 올라오게 하며 두 손으로 할 때는 엇바꾸어 오르, 내리면서 탄력성 있게 두드려야 한다. 필요에 따라 두손이 함께 오르, 내리면서 두드릴 수 도 있다.

3. 방법

① 손가락 끝으로 두드리기

다섯 손가락을 물건 잡는 모양으로 굽힌 다음 마치 새가 모이를 쪼듯이 손가락 끝으로 두드린다. 주로 머리를 가볍게 두드릴 때 쓴다.

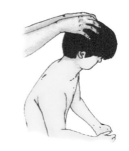

② 새끼 손가락 모서리로 두드리기

손을 펴고 손가락들의 사이를 약간 벌린 다음 새끼 손가락 모서리로 두드린다. 머리, 목, 가슴, 관절, 내장 장기 등 작은 부위와 어린이를 두드릴 때 쓴다.

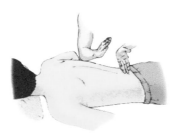

③ 손바닥 모서리로 두드리기

손을 펴고 마치 칼로 고기를 탕 치듯이 손바닥 모서리로 두드린다.

두드리기의 대표적인 손쓰기로서
어느 곳에나 다 쓸 수 있으며 특히
어깨, 잔등, 허리, 팔다리를 두드릴
때 많이 쓴다.

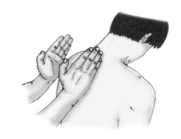

④ 손바닥으로 두드리기

손가락을 모아 붙이고 손바닥을 약간
오무린 다음 마치 벌레를 잡듯이 손
바닥 둘레로 두드린다. 허리, 엉덩이,
배, 허벅다리를 두드릴때, 두드리기
의 마감을 가볍게 할 때 많이 쓴다.

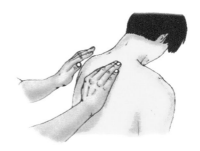

⑤ 손등으로 두드리기

주먹을 가볍게 쥐고 손목을 잘 놀려 손등이나 손가락 등으로 두드린
다. 어깨, 잔등, 허리, 다리 등을 두드릴 때 쓴다.

⑥ 주먹으로 두드리기

주먹을 가볍게 쥐고 마치 북채로 북
을 내리 두드리듯이 손바닥 및 새끼
손가락의 모서리로 두드린다. 역시
두드리기의 대표적인 손쓰기로서
근육이 많은 곳을 두드릴 때 쓴다.

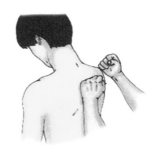

⑦ 깍지낀 주먹으로 두드리기

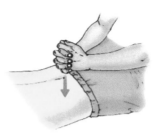

두손을 깍지낀 다음 맞붙은 두손바닥 모서리로 두드린다. 어깨, 잔등, 엉덩이 등 근육이 두터운 곳을 두드릴 때 쓴다.

4. 변법

① 치기

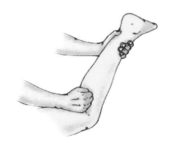

자극할 곳을 위로 향하게 하고 한손으로 고정한 다음 마치 망치로써 못을 박듯이 자극하는 주먹 혹은 손뒤축으로 내리치되 두드리기 보다 몇배 더 큰 세기로 순각적으로 충격을 주면서 수직으로 내려 친다. 기가 막혔을 때 그것을 열어주고 신경의 홍분성을 억제하며 어긋난 관절을 제자리에 바로 잡아 넣는데 쓴다.

② 패기

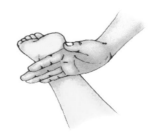

손을 쭉 펴고 손목을 긴장시킨 다음 마치 도끼로 나무를 쪼개듯이 손바닥 모서리로 내려 친다. 주로 큰 힘줄을 단련할 때 쓴다. 예를 들면 아킬레스건을 치료 하는데 쓸 수 있다.

13 돌리기 (요법)

돌리기란 자극하는 손으로 자극할 관절의 가장 먼 끝부위를 쥐고 관절의 생리적 운동범위에 맞게 이리 저리로 움직여 돌리는 것이다. 운동법이라고도 부른다. 돌리기는 어느 관절에나 다 쓸 수 있으며 특히 팔다리의 관절, 목 관절에 많이 쓴다.

1. 작용

관절부위에서 주리(땀구멍을 비롯하여 피부 호흡을 진행하는 곳)를 열어주고 열기를 나게 하며 경맥을 소통시킴으로써 몸의 활동능력을 높여준다. 근육과 힘줄, 인대의 혈액순환이 잘 되게 하여 영양상태를 좋게 하고 피로를 풀리게 하며 삼출물을 빨리 흡수시킨다. 조직의 유착, 위축, 강직을 막거나 낳게한다. 그리고 신경말단들을 자극하여 신경의 재생 능력을 높이고 관절의 기능을 원활하게 하며 점차 관절기능을 회복시킨다.

2. 요령

돌리기는 환자를 눕히고 하며 팔과 목은 앉히고 하는 것이 편리하다. 자극할 관절의 생리적 기능에 따르는 운동방향과 운동범위를 잘 알고 그에 맞게 돌리기의 세기를 늘여가면서 운동범위를 확대 하여야 한다. 돌리기의 형태에는 여러 가지가 있다.

예를 들면 굽혀펴기(굴신), 안팎으로 돌리기(내외자전), 안팎으로 돌기(내외선회), 휘돌리기(회전) 등을 기본으로 하고 관절의 기능상태에 따라 그 밖의 여러 가지 운동형태를 쓰도록 한다.

3. 방법

① 한손으로 돌리기

한손(왼쪽손)으로 자극할 관절의 가까운 윗부위를 잡아 고정한 다음 다른 손(오른쪽손)으로 먼 아래부위를 쥐고 여러 방향으로 돌린다. 팔의 관절, 다리 아래의 관절을 돌릴때 쓴다.

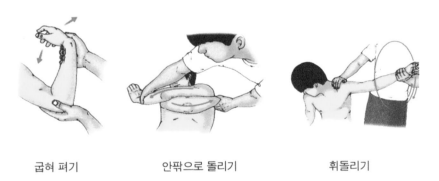

| 굽혀 펴기 | 안팎으로 돌리기 | 휘돌리기 |

② 두손으로 돌리기

두손으로 자극할 관절의 가장먼 아래부위를 마주 잡고 여러 방향으로 돌린다. 목관절, 넓적다리관절, 척추관절 등 큰 관절을 돌릴 때 쓴다.

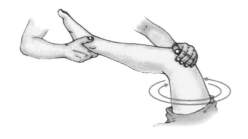 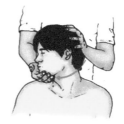

안팎으로 돌리기   목 돌리기

③ 손바닥으로 돌리기

한손으로 자극할 관절의 가까운 윗부위를 잡아 고정하고 다른손(오

른쪽손)의 손바닥을 오무린 다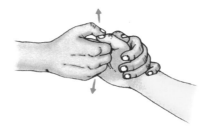

음 자극할 관절의 앞쪽에 감싸

대고 여러 방향으로 돌린다. 손

가락 관절, 발가락 관절을 돌릴

때 쓴다.

4. 배합

① 당기기와 돌리기

여러가지 손상이나 탈구로 기능장애된 관절에 먼저 당기기를 하여

바로잡고 이어 돌리기를 하여 원활하게 해주는 방법으로 배합한다.

② 저항 돌리기

치료사와 환자가 동시에 반대방향의 힘을 써서 저항을 조성하고 환

자 자신이 저항을 극복하면서 능동
적으로 돌리기를 진행하도록 하는
것이다. 손상 회복기에 쓴다.

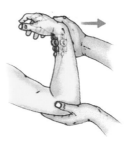

5. 변법

혼들기

자극하는 손으로 자극할 관절의 윗부위를 쥐고 관절을 중심으로 그 아
래부분을 좌우로 흔든다. 팔다리의 관절, 허리 관절을 흔들때 쓴다.

14 비틀기(반법)

비틀기란 자극하는 두손을 자극할 곳의 양끝부위에 대고 서로 다른 방향으로 또는 같은 방향으로 동시에 힘을 써서 비트는 것이다. 비틀기는 몸의 어느곳 에나 다 쓸 수 있으며 특히 몸통 부위에 많이 쓴다.

1. 작용

막힌 것을 풀어주고 기혈을 잘 돌게 하며 뻐근한 아픔을 없앤다. 관절과 근육의 기능을 높이고 강직, 위축, 유착, 불완전 탈구 등 손상을 낫게 한다.

2. 요령

비틀기는 환자를 눕히고 하며 어깨와 목, 가슴을 할 때는 앉히고 한다. 환자는 맥을 놓고 몸을 느슨하게 하고 있게 한다. 자극하는 두손을 자극할 곳의 양끝부위에 적당한 사이를 두고 댄 다음 양손에 균등한 힘을 주어 지그시 비틀다가 생리적 한계점에 거의 이르러 순간적으로 충격적인 힘을 주면서 최대 신전한계까지 비틀고 빨리 힘을 빼고 제자리에 돌아온다.

3. 방법

① 손 · 발목 비틀기

두손으로 자극할 손목 또는 발목
의 아래, 위부분을 각각 쥐고 서
로 반대 방향으로 돌려 비튼다.

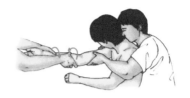

② 팔굽 비틀기

한손으로 팔꿈치를, 다른 손으로 손
목을 쥔 다음 서로 반대방향으로 힘
을 주어 뒤로 비튼다.

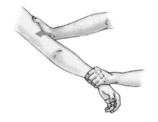

③ 목 비틀기

환자는 앉고 시술자는 그 뒤에 서서
한손바닥은 머리뒤위에 올려 놓고
다른 손바닥은 반대쪽 하악각 부위
에 댄 다음 목을 약간 앞 위쪽으로
늘이면서 두손이 서로 반대방향의
힘을 주어 손바닥을 대지 않은 하악
각 쪽으로 돌려 비튼다.

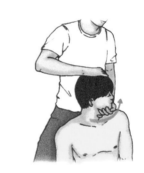

④ 어깨 비틀기

환자는 앉고 시술자는 그 앞에 서서

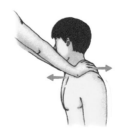

두손으로 자극할 양쪽 어깨를 각각 쥔 다음 서로 반대방향으로 힘을 주어 앞뒤로 비튼다.

⑤ 가슴 비틀기

환자는 앉고 시술자는 그 뒤에 서서 두손으로 양쪽 어깨를 각각 쥐고 무릎을 굽혀 잔등 가운데에 댄 다음 뒤로 끌어당겨 가슴이 뒤로 휘도록 비튼다.

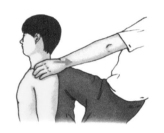

⑥ 허리 비틀기

환자는 엎드리고 시술자는 그 옆에 서서 한쪽 손바닥을 가까운쪽 어깨쭉지 아래에, 다른 손바닥을 그와 사선으로 반대쪽 엉덩이 위 부위에 각각 댄 다음 두 손을 다 아래 방향으로 내려 눌러 허리가 앞으로 휘도록 비튼다.

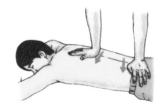

⑦ 뒤몸 비틀기

비틀기 환자는 엎드리고 치료사는 그 옆에서 한손으로 무릎 위 부위를

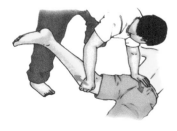

쥐고 들어 올려 뒤로 제치면서 다른 손바다락으로 허리 아래, 허리 중간, 허리 위쪽 순서로 각각 내려 누른다. 누를때마다 그에 맞추어 다리를 더 힘껏 뒤로 제쳐야 한다.

⑧ 활모양 비틀기

환자는 앉고 치료사는 그 뒤에 서거나 무릎을 꿇고 앉아서 두손을 환자의 겨드랑이에 찔러 가슴이나 어깨를 끌어 안고 한쪽 무릎을 굽혀 허리부위에 댄 다음 손과 다리에 서로 반대방향으로 힘을 주어 몸통이 활모양으로 뒤로 휘도록 비튼다. 허리에 댄 무릎은 아래위로 유동시킬 수 있다. 요추간판 탈출증(디스크) 같은 때 쓰면 좋다.

15 당기기 (발신법)

당기기란 자극하는 손으로 자극할 관절의 가장 먼 끝부위를 쥐고 탄력성있게 당기는 것이다. 견인법이라고도 부른다. 당기기는 관절의 기능장애, 힘줄과 인대의 손상, 관절탈구 등에 쓴다.

1. 작용

어혈을 풀어주고 기혈을 잘 돌게 하며 아픔을 멈춘다. 손상된 관절의 기능을 회복시킨다.

2. 요령

당기기는 환자를 눕히고 하며 팔과 목을 할 때는 앉히고 하는 것이 편하다. 환자는 맥을 놓고 있게 하여야 한다. 자극하는 두손으로 자극할 관절의 가장 먼쪽끝을 쥐고 가장 합리적인 각도에서 지그시 잡아당겨 늘렸다가 생리적 한계점에 거의 이르러 순간 힘을 더 주면서 최대 발신 한계점 까지 당기고 빨리 힘을 빼서 제자리에 돌아가게 한다. 마치 낚시줄을 풀어주었다가 순간적으로 잡아당겨 고기를 잡는 것과 같다고 비유할 수 있다.

3. 방법

① 손, 발가락 당기기

한손으로 손등 또는 발등을 쥐고 다른 손으로 손가락끝 또는 발가락
끝을 쥔 다음 중수 수지관절 또는 중족 족지관절을 당긴다.

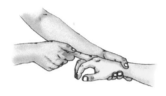
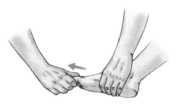

손가락 당기기　　　　　　　　　　발가락 당기기

② 손, 발목 당기기

한손으로 손목 위 또는 발목 위를 쥐고 다른 손으로 손등 또는 발등
을 쥔 다음 손목 관절 또는 발목 관절을 당긴다.

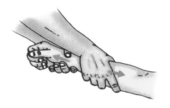
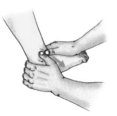

손목 당기기　　　　　　　　　　발목 당기기

③ 어깨 당기기

두손으로 손목을 쥐고 팔을 당겨 늘
렸다가 어깨관절을 당긴다.

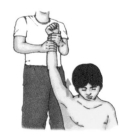

④ 목 당기기

엄지손가락은 머리뒤에, 나머지 네
손가락은 머리옆에 놓이도록 하고
손바닥은 귀에 대고 다른 손으로 옆
머리를 감싸쥐고 머리를 위로 들어
목을 늘렸다가 당긴다.

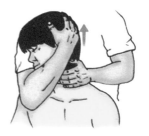

4. 배합

① 당기기와 돌리기 : 돌리기 부분을 참조 할 것.

② 흔들기와 당기기

먼저 흔들기를 하다가 당기거나 흔들면서 동시에 당기기를 한다.
이렇게 하면 당기기가 쉽고 효과도 더 좋다.

③ 쳐들기와 당기기

먼저 쳐들기를 하여 관절을 이완시키고 연이어 당기기를 하여 바로
잡는 배합방법이다. 이렇게 하면 기능회복에도 좋다.

16 들기 (단법)

들기란 자극하는 손으로 자극할 관절의 위부위를 쥐고 연달아 아래부위가 늘어나면서 바로 잡아지도록 위로 똑바로 드는 것이다. 들기는 주로 척추관절의 기능장애에 쓴다.

1. 작용

어혈을 풀어주고 기혈을 잘 돌게 하며 아픔을 멈춘다. 손상된 관절의 기능을 회복시킨다.

2. 요령

들기는 환자를 앉히고 한다. 자극하는 두손으로 자극할 관절의 위부분을 쥐고 똑바로 위로 올려 들면서 아래위로 몇 번 들추어 준다.

3. 방법

① 목 들기

엄지손가락은 뒷머리에, 나머지 네손 가락은 턱기슭에 놓이도록 양손바닥

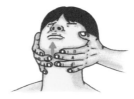

을 귀밑에 대고 머리를 위로 들면서 목을 들추어준다.

② 허리 들기

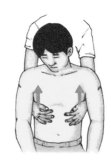

두팔을 환자의 뒤로부터 겨드랑이에 넣어
아래가슴을 끌어안고 가슴을 위로 들면서
허리를 들추어 준다.

4. 배합

들기와 당기기 : 당기기 부분을 참조 할 것.

5. 변법

맞등업기

시술자와 환자가 서로 잔등을 맞대고 두팔을 깍지끼고 환자의 허리가
시술자의 엉덩이 위에 놓이도록 업은 다음 시술자는 허리를 굽혔다 폈다
하면서 환자의 허리를 들추어 준다.

제2장

유사한 손쓰기들의 공통점과 차이점

01 누르기, 찍기, 찌르기

공통점 : 자극하는 손이 자극할 부위에 고정되어 이탈하지 않으며 수직방향으로 압력이 작용하는 것이다.

차이점 : 누르기는 일정한 시간 즉 3~5초동안 자극하지만 찍기와 찌르기는 순간적으로 자극하며 누르기와 찍기는 자극하는 손의 여러 부위를 쓰지만 찌르기는 오직 손톱끝만 써서 자극하는 것이다.

02 문지르기, 비비기

공통점 : 자극하는 손이 자극할 부위에 대하여 수평방향으로 회전하는 것이다.

차이점 : 문지르기는 자극하는 손이 자극할 부위의 피부면에 고정되어 이탈하지 않고 피하조직위에서 제한된 회전운동을 하지만 비비기는 자극하는 손이 자극할 부위의 피부면에 고정되지 않고 그 위에서 이동하면서 제한 없는 회전운동을 하는 것이다.

03 쓰다듬기, 밀기

공통점 : 자극하는 손이 자극할 부위의 조직위에서 수평방향으로 직선 운동하는 것이다.

차이점 : 쓰다듬기는 자극하는 손이 앞뒤 혹은 좌우로 왕복직선운동을 하면서 나갈 때도 자극하고 들어올때도 자극하지만, 밀기는 자극하는 손이 왕복직선운동을 할 뿐 나갈 때만 자극하고 들어올때는 자극하지 않는 것이다.

04 주무르기, 꾸미기

공통점 : 자극할 손으로 자극할 부위의 조직을 쥐고 자극하는 것이다.

차이점 : 주무르기는 손가락 또는 손바닥으로 쥐고 전후좌우로 방향에 제한 없이 자극하지만 꾸미기는 오직 손가락으로만 쥐고 앞쪽 방향으로 밀고 나가면서 자극하는 것이다.

05 두드리기, 치기, 패기

공통점 : 자극하는 손을 망치나 식칼처럼 써서 자극할 부위에 수직 방향
의 충격적이며 탄력성 있는 자극을 주는 것이다.

차이점 : 두드리기는 자극하는 양손의 여러 부위를 써서 빠른 리듬에 맞
게 율동적으로 자극하지만 치기와 패기는 주먹과 손뒤축, 손바닥 모서리
를 써서 천천히 드문드문 세게(두드리기보다 2~3배 이상의 세기) 자극하
는 것이다.

06 늘이기, 당기기, 쳐들기

공통점 : 조직 또는 관절이 손쓰기의 자극에 의하여 먼 끝방향으로 늘어
나는 것이다.

차이점 : 늘이기는 근육과 힘줄을 자극하는 손쓰기의 방법이고 당기기와
들기는 관절을 자극하는 손쓰기의 방법이며 뽑아 당기기는 순간, 충격적
인 견인방법이고 들기는 중심을 이용하는 견인방법이라는 것이다.

07 돌리기, 흔들기, 비틀기

공통점 : 관절에 대한 운동 방법이라는 것이다.

차이점 : 돌리기는 관절의 생리적운동 범위에서 여러 방향으로 돌리는것이지만 흔들기는 관절을 좌우, 수평방향으로 돌리는 운동이고 비틀기는 자극할 부위를 중심에 놓고 그 양쪽방향에 자극을 주어 돌리는 운동이다.

제3장

각 부위의 단련법

01 손쓰기의 단련법

손쓰기의 종류와 방법을 이론적으로 파악한 다음에는 실제 동작으로 넘어가야 한다. 동작을 연마하기 위해서는 먼저 몸과 손에 힘을 키우는 단련을 하여야 한다.

02 온몸의 단련법

1. 바로 서서 두발을 어깨 넓이 만큼 벌리고 무릎은 5~10°쯤 굽히며 머리를 5°쯤 숙이고 눈은 앞을 똑바로 주시한다. 두팔은 자연스럽게 내리고 있다가 두 손바닥을 마주치면서 팔굽을 굽혀 손목, 팔굽, 어깨 관절이 수평상태에 놓이도록 팔을 든다. 마주붙은 손바닥을 떼지 말고 손목을 돌려 양손끝이 목에 있는 천돌혈을 향하게 한다. 이와 같은 자세를 1~3분간 유지하면서 여러차례 반복한다.

2. 바로서서 두발을 어깨넓이로 벌리고 무릎을 굽혀 마치 말탄 자세와 같이 한다. 손은 두손바닥이 아래로 향하게 모든 손가락을 벌린다. 이와 같은 자세를 1~3분간 유지하면서 여러 차례 반복한다.

03 손 침의 단련법

1. 차려 자세를 하고 두팔을 자연스럽게 내리고 엄지손가락을 손바닥 위에 놓고 나머지 네손가락으로 엄지손가락을 감싸쥐고 힘있게 쥐었다 놓았다 하는 동작을 계속한다.

2. 차려 자세를 하고 두팔을 자연스럽게 내리고 엄지손가락이 바깥에 놓이도록 주먹을 쥐고 손가락과 손바닥을 서로 마주 힘주며 힘있게 쥐였다 놓았다 하는 동작을 계속한다.

3. 차려 자세를 하고 두팔을 자연스럽게 내리고 엄지손가락은 힘있게 바깥쪽으로 쳐들고 나머지 손가락들은 모아서 힘있게 주먹을 쥐었다 놓았다 하는 동작을 계속한다.

4. 작은 모래주머니 혹은 작은 달걀만한 차돌이나 큰 베아링알을 손에 쥐고 늘 힘주는 동작을 한다.

5. 벼개 같은 것을 놓고 손쓰기 연습을 한 다음 자기 몸에 연습하고 가족과 친구들에게 손쓰기 연습을 자주 해보는 것이 좋다.

제4장

부위별 수법치료 요점

01 머리의 수법치료 요점

환자를 앉히고 치료사는 그 뒤에 서서 치료하는 것이 편리하다. 정수리를 중심으로 앞과 뒤로, 양옆으로 자극하거나 앞에서 뒤까지 머리 빗는 방향과 일치하게 자극한다. 주로 손가락을 써서 가벼운 쓰다담기, 비비기, 훑기, 두드리기, 누르기를 많이 한다.

02 얼굴의 수법치료 요점

환자를 눕히고 시술자는 그 옆에 자리 잡거나 앉히고 또는 그 앞에 자리 잡을 수 있다. 주로 손가락을 써서 가벼운 손쓰기를 많이 하며 세부 부위별 특성에 맞게 자극하여야 한다.

1. 얼굴의 피부와 근육에 대한 치료

밀기를 기본으로 하되 이마와 눈썹에서 갈라밀기, 인중에서 갈라밀기, 귀앞에서 입모서리로 모아밀기, 아래입술에서 턱쪽으로 밀기, 두손바닥을 엇바꾸며 이마에 올려 밀기를 한다. 인당혈에서 상성혈, 태양혈에서 청회혈, 협거혈에서 인영혈까지 엄지손가락으로 쓰다듬기를 한다. 그밖에 비비기, 주무르기, 떨며 누르기 등을 한다.

2. 눈의 치료

눈을 살며시 감게 하고 눈둘레살의 주행과 일치하게 긴 동그라미를 그리며 밀기를 하고 그 밖에 비비기, 떨며 누르기를 한다. 그리고 눈 단련법으로 네손가락끝 혹은 엄지손가락 끝으로 눈동자위에서 바깥 아래로, 안쪽(내자)에서 바깥쪽(외자)으로 문지르기를 한 후 눈을 가볍게 감은 대로 눈동자를 굴려 운동하게 한다.

3. 뺨의 치료

먼저 피부에, 다음은 근육에 쓰다듬기를 하고 입모서리에서 귀방울 쪽으로 비비기를 하며 그 밖에 주무르기, 떨며 누르기를 한다.

4. 코, 입술, 턱의 치료

코 날개 옆에서 코 마루 위를 향하여 문지르기를 하고 코 단련법으로 가운데 손가락 끝으로 영향혈에 문지르기를 한다. 턱끝에서 입모서리까지, 입모서리에서 콧구멍까지 문지르기를 하고 그밖에 쓰다듬기, 누르기를 한다.

5. 귀의 치료

귀방울, 귀안쪽, 귀바퀴의 앞뒤면의 순서로 쓰다듬기를 하고 귀 전체 겉면에 주무르기 한다. 귀 단련법으로 귀바퀴를 상하좌우로 주무른 다음 양손바닥으로 귀를 가볍게 누르고 손가락은 머리뒤에 가게 대고 집게 손 가락을 가운데 손가락 위에 올려 놓았다가 순간적으로 미끄러져 내려 오 면서 가볍게 머리뒤를 두드린다.

6. 얼굴 말초신경의 치료

환자의 머리를 한손으로 고정하고 다른 손의 가운데 손가락으로 해당 신경이 나오는 부위에 떨며 누르기를 한다.

7. 얼굴 단련법

양손바닥을 마주 비벼서 뜨겁게 한 다음, 이마에서 코 양기슭을 따라 아래턱까지 내려가며 문지르고 양손바닥을 뺨에 대고 이마까지 올려 문 지른다. 그밖에 크림을 약간 바르고 쓰다듬기를 한다.

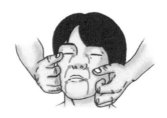 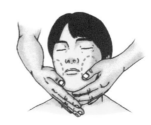

〈뺨의 수법치료 방향〉

03 목의 수법치료 요점

환자를 앉히고 시술자는 그 앞에 자리잡고 목의 앞과 옆을, 뒤에 자리잡고 뒤를 치료하는 것이 편리하다. 주로 손가락을 써서 균등하고 깊이있게 자극하되 호흡에 지장이 없도록 주의를 하여야 한다.

1. 앞목과 옆목의 연부조직의 치료

환자는 반좌위로 앉고 머리는 약간 뒤로 제치고 어깨를 아래로 내린다. 앞목은 손바닥으로 위에서 아래로 밀기를 하고 목근육이 탄력성이 약해지고 무력하여 주름이 많이 잡혔을 때는 반대로 아래에서 위로 올려 민다. 옆목은 엄지손가락을 귀밑에, 네손가락을 귀뒤에 놓이게 손바닥을 대고 흉쇄 유양근 주행과 일치되게 앞아래로 밀어 흉골상와에서 양손뒤축을 바깥으로 돌려 쇄골에 평행되게 갈라서 승모근 뒤모서리까지 민다. 그리고 흉쇄 유양근 주행을 따라 위에서 아래로 비비기를 한다.

후두결절에 주무르기를 하고 하악각에서 턱밑까지 정맥과 림프관에 깊이 밀기를 하면 후두와 편도의 질병을 예방, 치료하는 데 좋다.

2. 목뒤의 치료

한손의 엄지와 검지손가락으로 앞머리 양쪽을 쥐여서 고정하고 다른 손의 엄지손가락 끝으로 목뒤에 왼쪽에서 오른쪽으로, 위에서 아래로, 오른쪽에서 왼쪽으로, 아래에서 위로 떨며 누르기를 한다.

그밖에 쓰다듬기, 주무르기, 비비기를 한다.

3. 후두신경의 치료

후두신경에 수법치료적응증이 있을 때에는 한손을 이마에 대어 고정하고 다른 손의 엄지손가락으로 가장 예민한 유발점들에 떨며 누르기, 문지르며 누르기를 한다.

4. 목 단련법

깍지를 낀 양손바닥을 머리뒤에 걸고 목은 뒤로 제치고 팔은 앞으로 잡아 당기면서 저항운동을 하며 두풍지혈을 두 손가락으로 각각 문지르고 새끼 손가락 모서리로 뒷덜미에 두드리기를 한 다음 목에 좌우로 돌리기를 한다.

04 가슴의 수법치료 요점

환자를 반듯이 눕히거나 모로 눕히고 시술자는 그 옆에 자리잡고 치료한다. 가슴속의 장기들에 무리한 자극이 가지 않도록 손가락과 손바닥으로 쓰다듬기, 비비기, 떨며 누르기를 많이 한다.

1. 가슴근육의 치료

대흉근을 치료할 때는 근섬유의 주행에 일치하게 흉골에서 겨드랑이와 어깨관절의 방향으로 밀기, 비비기, 주무르기를 한다.

전거근을 치료할 때는 환자를 모로 눕히고 위에 놓이는 손을 머리 위로 올려 옆구리가 드러나게 한 다음 근섬유의 주행에 일치하게 전액와선에서 견갑하극과 척추의 방향으로 손가락 끝에 힘을 주면서 양손바닥으로 밀기를 한다.

표층늑간근을 치료할 때는 가슴복판에서 늑간을 따라 가슴뒤 방향으로 엄지와 검지 손가락 끝으로 밀기를, 한손가락 끝으로 비비기, 두드리기를 하고 반응점에 손가락 끝으로 떨며 누르기를 한다.

2. 늑간신경의 치료

아픔이 나타나는 유발점에 한손가락 끝으로 쓰다듬기, 비비기, 떨며 누르기를 한다.

3. 젖(가슴)의 치료

젖이 잘 나오지 않을 때, 젖이 울체되었을 때는 먼저 젖꼭지에서 젖 뿌리 방향으로 밀기, 비비기, 주무르기를 한 다음 마지막에 젖꼭지를 향하여 같은 방법으로 진행한다.

05 배의 수법치료 요점

환자를 바로 눕히고 시술자는 그 옆에 자리잡고 치료한다. 치료를 시작하기 전에 대소변을 보게하고 진찰, 특히 촉진을 하여 복강내 장기들의 상태(간종, 비종, 위하수, 헛배부를때, 변비 등)를 파악하여야 하며 환자가 숨을 천천히, 고르게 쉬도록 하여야 한다.

1. 복벽의 치료

밀기는 네손가락 끝으로 배꼽에서 그 둘레를 해살 퍼지는 모양으로 가볍게 하고 손바닥으로 배위를 백선에서 겨드랑이 방향으로, 아래배를 백선에서 겨드랑이 방향으로 한다. 복벽이 두터울 때는 한방향을 여러번 꺾으면서 힘을 주어 단절적으로 민다.

① **비비기** : 배꼽을 중심으로 12시부위에서 시작하여 시계바늘 도는 방향과 일치하게 안에서 작은 고리모양으로부터 점차적으로 둘레를 넓히면서 큰 고리모양으로 한다. 자극을 세게 주려고 할 때는 회맹부에서 시작하여 결장의 주행방향을 따라 S자상결장까지 겹쳐얹은 손바닥이나 손등으로 타래모양 형태로 비빈다.

② **주무르기** : 복직근, 내외 복사근의 주행을 따라 아래에서 위로 올린다. 그러나 비만한 사람의 배는 위에서 아래로, 안에서 옆으로 늘리

면서 올리고 두 손바닥으로 힘있게 주무르거나 꾸미기를 배합한다.

③ **떨기** : 한손가락이나 주먹을 대고 백선과 복직근의 양기슭을 따라 위에서 아래방향으로 하며 배꼽의 위와 아래를 두손으로 가로 쥐고 들어 올리면서 떨기를 할 수 도 있다.

④ **그밖에** : 비만한 사람에 대해서는 배전체를 위에서 아래로 새끼 손가락 모서리로 두드리기를 하고 오른쪽 계륵부 에서 왼쪽대각선 방향으로, 다시 오른쪽 대각선 방향으로 톱날모양으로 밀기를 한다.

2. 태양신경총의 치료

내장 장기의 병적과정이 태양 신경총 부위에 유발점으로 반영되므로 그때는 여러 손가락 끝으로 이부위에 쓰다듬기, 비비기, 떨며 누르기 등을 한다.

3. 배 단련법

두 손을 마주 비비어 뜨겁게 달아 오르면 결장 주행 방향에 일치하게 손바닥을 교체하면서 비비기를 한다.

06 잔등의 수법치료 요점

환자를 엎드려 눕게 하고 시술자는 그 옆에 자리 잡고 치료한다. 폐 와 심장에 미치는 자극과 영항을 고려하여 두드리기를 할 때 지나친 손쓰기를 삼가며 큰 근육을 밀 때 윤활제를 약간 바르고 하는 것이 좋다.

1. 등 피부의 치료

목덜미와 어깨에서 엉덩이 까지 내려 가면서 손바닥, 주먹 혹은 팔뚝으로 밀기를 하고 손등 혹은 팔굽으로 비비기를 한 다음 방향을 바꾸어 아래에서 위로 올려 손바닥으로 가벼운 밀기를 하고 두드리기를 하며 가로 또는 세로 방향으로 가벼운 주무르기를 한다.

2. 등 근육의 치료

승모근은 한손으로 한쪽씩 혹은 양손으로 양쪽을 동시에 쓰다듬기, 비비기, 누르며 문지르기, 주무르기, 두드리기 등을 한다.

척추와 그 양옆에 있는 긴 근육들은 엉덩이 에서 목까지 먼저 가운데에, 다음은 양쪽에 밀기를 하고 손 뒤축으로 내려가면서하고, 그리고 여러 손가락등으로 다시 올라 가면서 타래모양 비비기를 한 다음 주무르기를 한다.

허리 가운데서부터 옆구리로 빛겨 올려 넙적한 근육들은 그 주행방향과 일치하게 허리가운데서 겨드랑이 뒤기슭까지 손바닥으로 쓰다듬기와 주무르기를 한다.

3. 배유혈 치료

등에 있는 독맥과 방광경의 유혈들에 대하여 해당한 기능에 맞게 문지르기, 떨며 누르기를 잘 배합하여 쓴다.

4. 등의 근육들에 대한 팅기기와 꾸미기 치료

팅기기와 꾸미기는 잔등의 근육들에 많이 적용하는 손쓰기이므로 개별적 근육들에 대한 팅기기를 먼저 하고 전반적 으로 잔등에 대한 꾸미기를 하는 것이 좋다(구체적 방법에 대해서는 앞에서 서술한 손쓰기의 종류와 방법에서 해당부분을 참조 할 것)

07 허리의 수법치료 요점

환자를 엎드려 눕게 하고 시술자는 그 옆에 자리잡고 치료한다. 엉덩이에서 등 아래까지 올려 주고 또는 가운데에서 양쪽 옆구리까지 옆으로 쓰다듬기, 밀기, 굴리기, 두드리기 등을 많이 쓴다.

1. 허리 피부와 근육의 치료

① **밀기** : 손바닥이나 주먹을 쥐고 손 바닥쪽 으로 허리의 홈이 진 곳에 잘 닿게 하고 옆구리를 향하여 하거나 가볍게 주먹을 쥐고 네 손가락의 첫마디를 사용하여 등쪽으로 올려주기를 한다.

② **비비기** : 양주먹 손바닥면이나 양쪽엄지손가락 끝 혹은 겹쳐얹은 네 손가락 끝으로 위로 올라 가면서 한다.

③ **두드리기** : 허리에 가장 많이 적용하는 손쓰기이다. 양주먹 모서리나 혹은 손을 펴고 새끼 손가락 모서리로 허리 가운데를 중심으로 아래에서 위로 올려주기를 하면서 두드린다.

④ **굴리기** : 허리 전반에 대하여 아래에서 위로, 가운데서 양옆으로 한다.

⑤ **허리가 심하게 아플 때** : 대각선 방향으로 비틀기 또는 다리를 들어
뒤로 제치면서 비틀기를 한다.(손쓰기의 종류와 방법의 비틀기 부
분을 참조 할 것)

2. 배유혈 치료

허리에 있는 독맥과 방광경의 유혈들에 대하여 해당한 기능에 맞게 문
지르기, 떨며 누르기를 잘 배합하여 쓴다.

3. 허리 단련법

두손바닥을 마주 비비여 뜨겁게 한 다음 허리 양쪽을 아래위로 쓰다듬는다.

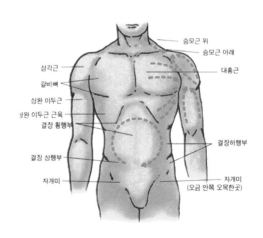

가슴과 배의 수법치료 방향

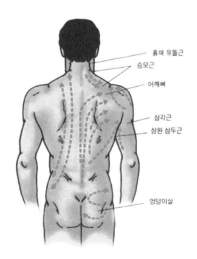

잔등과 허리 수법치료 방향

08 팔의 수법치료 요점

환자를 앉히고 팔을 팔받침대 위에 올려놓고 시술자는 그 앞이나 옆에서 치료하는 것이 편리하다. 팔은 여러 부분으로 나누어 한부분씩 쓰다듬기, 비비기, 주무르기, 두드리기, 돌리기 등을 많이 쓴다.

1. 손가락의 치료

엄지 손가락으로부터 새끼 손가락까지 손가락 하나씩 바닥, 등, 양옆의 순서로 아래에서 위로 올리고 엄지손가락으로 밀기를 하고 손가락 둘레를 돌아가면서 아래에서 위로 향하여 엄지와 검지손가락으로 반달모양 마주비비기를 한 다음 올려서 주무르기, 관절의 돌리기, 내려 늘이기를 진행한다.

2. 손의 치료

손등을 먼저하고 다음에 손바닥을 하며 자극할 곳이 위로 향하게 하고 치료한다. 네 손가락으로 손등에서 팔뚝까지 올려 밀기를 하고 손바닥이나 손바닥 큰볼로 고리 모양의 비비기를 하며 두 엄지 손가락으로 주무르기를 한다. 손바닥을 할 때도 손등을 하는 방법으로 하면 된다.

손바닥이 끝나면 다시 손등이 위로 향하게 하고 흔들며 당기기를 한다
(손쓰기의 종류와 방법에서 흔들며 당기기 부분을 참조할 것).

3. 손목의 치료

요골쪽이 위로, 척골쪽이 아래로 향하게 손목을 놓고 손목을 중심으로
손에서부터 팔뚝까지 자극한다. 네 손가락 혹은 손바닥으로 쓰다듬기를
하고 한 손바닥으로 손목을 감싸쥐고 반달모양의 비비기를 한 다음 손목
관절의 당기기와 돌리기를 진행한다.

4. 팔뚝의 치료

팔안쪽을 먼저하고 다음엔 바깥쪽을 하며 손목에서 부터 팔굽으로 올
려 자극한다. 손바닥으로 쓰다듬기, 양 엄지손가락으로 밀기, 한쪽 엄지
손가락으로 타래모양의 비비기, 개별적 근육에 대한 손가락으로 주무르
기, 새끼 손가락 모서리로 두드리기 등을 하며 필요한 혈들, 반응점들에
떨며 누르기를 할 수 있다.

5. 팔굽관절의 치료

관절을 약간 구부리고 요골과 척골의 인대 들을 먼저 한 다음 관절의
뒤면을 많이 치료하고 앞면은 간단히 치료한다. 여러 손가락이나 손바닥

으로 관절을 중심으로 그 아래, 위부분에 쓰다듬기를 하고 손바닥으로 관절 뒤면을 감싸쥐고 좌우의 인대에 돌려 비비기를 하며 안쪽에서 바깥쪽으로 엄지손가락으로 타래모양의 비비기를 한 다음 관절 앞면에 가벼운 비비기를 한다. 그리고 엄지와 검지 손가락으로 관절주위의 피부, 근육, 인대 들에 주무르기를 한다. 양쪽 팔이 다 끝나면 가벼운 쓰다듬기를 하고 연달아 관절의 돌리기를 한다.

6. 어깨 관절의 치료

환자를 앉히고 어깨관절의 앞면을 할 때는 환자의 손을 허리 뒤로, 뒤면을 할 때는 환자의 손을 가슴 앞으로 반대쪽 팔에 가져가게 하여 치료할 부위의 윤곽이 뚜렷이 나타나도록 하며 관절낭의 아래 부분을 할 때는 팔을 옆으로 들어올려 수평상태를 취하도록 하여야 한다.

먼저 삼각근주행 방향 을 따라 아래에서 위로, 견봉안쪽부위에서 안으로 방향을 꺾으면서 한손바닥으로 밀기를 하고 세손가락끝이나 손바닥으로 위에서 아래방향으로 고리모양으로 힘있게 비비기를 한 다음 털기, 당기기, 돌리기 등을 한다(손쓰기의 종류와 방법의 해당 부분을 참조 할 것)

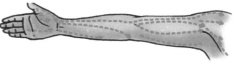

팔의 안쪽면의 치료방향

7. 팔의 중요한 신경들의 치료

상박신경총의 가지들인 액와신경, 요골신경, 척골신경, 정중신경의 개별적 주행에 따라 치료하되 액와신경은 겨드랑이 부위에서, 요골신경은 팔굽관절 앞면 장외전근기슭에서, 척골신경은 척골돌기의 안쪽 기슭에서, 정중신경은 손바닥 겉면에서 떨며 누르기, 문지르기를 한다.

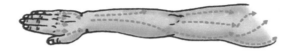

팔 밖깥면의 치료방향

09 다리의 수법치료 요점

환자를 눕히고 시술자는 그 옆에 자리잡고 치료한다. 자개미(불두덩이 옆)와 슬와에는 큰 혈관들과 신경들이 지나가므로 무리한 자극을 주지 말고 자개미에는 두드리기를 하지 않으며 넓적다리 안쪽면과 엉덩이살에 대한 손쓰기는 일반적으로 가볍게 하여야 한다. 다리도 팔과 마찬가지로 여러부분으로 나누어 한부분씩 밀기, 비비기, 문지르기, 떨며 누르기, 주무르기, 두드리기, 돌리기 등을 많이 쓴다.

1. 발의 치료

발가락을 포함하여 발등, 발옆 모서리, 발바닥의 순서로 하며 발톱에서

부터 발목관절을 지나 정강이 아래 부위까지 각각 엄지발가락과 새끼발
가락의 양쪽 옆모서리에서 부터 안팎의 복사뼈를 지나 정강이 아래부위
까지, 그리고 발가락 밑에서부터 발바닥의 오목한 곳을 지나 안쪽 복사
뼈까지 올려 밀기를 하되 발 등쪽은 네손가락으로, 옆모서리는 엄지손가
락으로, 발바닥은 손뒤축으로 민다.

　손바닥을 오무려 발가락 끝에 감싸대거나 혹은 엄지와 검지손가락으로
발가락을 쥐고 관절의 돌리기를 하고 양쪽 엄지손가락으로 발등의 근육,
힘줄에 비비기를 한 다음 발바닥이 위로 향하도록 엎드려 무릎을 굽히게
하고 한손으로 발목을 쥐고 다른 손주먹으로 발바닥에 비비기를 한다.

2. 다리 아래 앞면과 바깥면의 치료

　앞쪽면에서는 오른쪽 다리를 할때 왼쪽 손바닥이 경골조면을 감싸고
복사뼈에서 무릎까지 엄지와 검지에 힘을 주면서 올려 밀고(왼쪽다리를
할 때는 오른쪽 손바닥을 쓴다.) 밖같면에서는 엄지와 검지손가락으로
비골근에 올려 밀기를 한다. 그리고 위와 같은 방향에서 타래모양의 비
비기, 주무르기 등을 한다.

3. 다리 아래 뒤면의 치료

　기본은 장단지(재장근)에 대한 치료를 하는 것이다. 발목에서 슬와까
지 전체 손바닥을 밀착시키고 한손으로 올려주고, 다른 손으로 내려가면

서 쓰다듬기를 하고 무릎을 굽혀 다리를 수직으로 세우게 한 다음 손바
닥으로 밀기를 한후에 다시 다리를 펴게 하고 두손으로 장단지를 가로로
잡고 올라 가면서 주무르기를 하거나 세로로 잡고 양쪽 엄지손가락으로
올라 가면서 문지르기를 한다. 장단지에 경련이 올 때는 반응점에 떨며
누르기를 하며 필요에 따라 두손바닥으로 마주 비비기를 한다.

4. 발뒤축 힘줄의 치료

오른쪽은 왼손으로, 왼쪽은 오른손으로 아킬레스건을 세로로 길게 쥐
고 아래서부터 올려 주무르기를 하고 필요에 따라 손바닥 모서리로 두드
르기를 하며 무릎관절을 굽혀 발바닥이 위로 향하게 한 다음 왼쪽손으로
발바닥 쪽을 쥐어 수평상태를 유지하면서 오른쪽 주먹으로 내려 두드르
기를 한다(손쓰기의 종류와 방법의 해당 부분을 참조 할 것)

5. 무릎관절의 치료

환자를 반듯이 눕히거나 모로 눕히고 무릎을 중심으로 그 아래위부위
를 포함시켜 치료한다. 손바닥으로 무릎을 감싸고 안쪽, 바깥쪽, 뒤쪽의
순서로 쓰다듬기를 하고 안쪽은 엄지와 검지손가락 끝을 모아대고, 바깥
쪽은 겹쳐얹은 네손가락을 대고, 뒤쪽은 슬와 좌우의 힘줄을 따라 엄지
손가락 끝을 대고 타래모양의 비비기를 한다. 그리고 다섯 손가락으로
슬개골의 둘레를 잡고 슬개골을 여러방향으로 회전시켜 준 다음 무릎관

절의 돌리기를 한다. 무릎이 아플때는 슬안혈을 비롯하여 유발점에 떨며 누르기, 찌르기 등을 한다.

6. 넓적다리의 치료

다리를 약간 벌리고 누운 자세를 취하게 하고 치료한다. 넓적다리 안쪽 면은 무릎 안쪽에서부터 장골전상극의 방향으로 올라 가면서 손바닥으로 밀기, 주무르기, 떨며 누르기 등을 하고 바깥면은 무릎 바깥쪽에서부터 서혜부의 방향으로 올라 가면서 손바닥으로 밀기, 주무르기, 떨며 누르기 등을 한다.

뒤면은 슬와에서부터 엉덩이 까지 복판방향, 안쪽방향, 바깥방향등 세 방향으로 부채살모양으로 퍼지게 두손바닥으로 밀기, 한손 또는 양손으로 주무르기, 손바닥으로 떨며 누르기, 가벼운 두드리기 등을 한다.

7. 넓적다리 관절의 치료

옆으로 누워 밑에 놓인 다리를 쭉 펴고 위에 놓인 다리는 약간 굽힌 자세를 취하게 하고 그 뒤에 자리잡고 치료한다. 기본은 대전자와 그 주위, 그로부터 좌골하극까지의 부위를 잘 치료하는 것이다.

대전자를 중심으로 해살모양으로 쓰다듬기, 밀기를 하되 좌골하극방향에서는 길게 한다. 네손가락으로 대전자 주위에 고리모양의 비비기를 한다음 좌골하극 방향으로 타래모양의 비비기를 한다. 대전자를 중심으로 여러방향으로 굴리기를 하고 환도혈에 세게 누르며 문지르기를 한다. 양쪽 다리가 끝나면 반듯이 눕히고 넓적다리 관절에 흔들며 당기기, 돌리기를 한다.

8. 다리의 중요한 신경들의 치료

좌골신경, 대퇴신경, 비골신경의 개별적 주행에 따라 한다. 좌골신경은 좌골하극과 슬와사이에서 넓적다리 뒤면 가운데를 따라, 대퇴신경은 대요근과 장골근사이, 서혜부와 무릎 관절사이에서 넓적다리 앞면을 따라, 비골신경은 비골두밑에서, 경골신경은 아킬레스건부위와 안쪽 복사뼈 뒤에서 각각 쓰다듬기, 타래모양의 비비기 떨며 누르기를 한다.

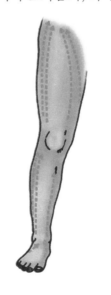 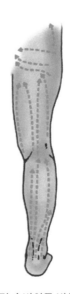

다리 앞면 수법치료 방향   다리 뒤면 수법치료 방향

10 어린이의 부위별 자극점과 자극구

어린이의 수법치료에도 여러 가지 손쓰기를 거의 다 적용할 수 있다. 그러나 어린이의 체질과 질병의 특성으로 하여 흔히 밀기, 문지르기, 누르기, 찌르기(또는 꼬집기), 쓰다듬기, 비비기, 주무르기, 두드리기를 많이 쓴다. 어린이의 수법치료에서는 부위별로 많이 쓰는 자극점과 자극구에 대한 손쓰기를 기본으로 치료를 하므로 중요한 자극점과 자극구들을 아래에 소개한다.

Ⅰ. 머리와 얼굴부위

① **백회** : 침혈의 위치와 같다. 의식을 각성시키고 기를 끌어올리는 작용이 있다. 의식 장애, 머리아픔, 경풍, 탈홍, 만성설사, 만성소화불량 등에 누르며 문지르기를 한다. 그러나 구토, 증상에는 금기이다.

② **천문** : 양족 눈썹 사이의 가운데 점에서 앞 머리카락까지 경계의 일직선 구간이다. 발한해표작용이 있다. 외감표증, 발열 등에 위로 올려 밀기를 하고 누르기를 한다.

③ **감궁** : 미릉골에서 태양혈까지의 일직선구간이다. 발한해표작용이 있다. 외감두통때 안쪽에서 바깥쪽으로 밀기를 한다.

④ **태양** : 침혈의 위치와 같다. 발한해표작용이 있다. 두통, 발열, 눈 병 등에 누르며 문지르기를 한다.

⑤ **인당** : 침혈의 위치와 같다. 신경의 흥분성을 높이고 정신을 맑게 하는 작용이 있다. 경풍, 의식장애, 두통, 현훈증, 코피 등에 찌르기, 문지르기를 한다.

⑥ **어요** : 침혈의 위치와 같다. 정신 을 맑게 하고 아픔을 멈추는 작 용이 있다. 편두통, 어지럼증, 눈 병 등에 찌르기를 한다.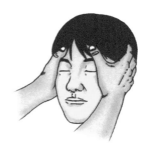

⑦ **사죽공** : 침혈의 위치와 같다. 정신을 맑게 하고 아픔을 멈추는 작 용이 있다. 편두통, 어지럼증, 눈병 등에 찌르기를 한다.

⑧ **비준** : 코끝의 가운데점이다. 발한해표작용이 있다. 외감표증, 코 의 염증, 코피 등에 찌르기를 한다.

⑨ **인중** : 침혈의 위치와 같다. 각성, 진경 작용이 있다. 의식장애, 두 통, 경풍 등에 문지르기, 찌르기를 한다.

⑩ **승장** : 혈의 위치와 같다. 신경의 흥분성을 높이고 이뇨작용이 있

다. 구토, 얼굴신경마비, 얼굴부종, 입안염 등에 문지르기, 찌르기
를 한다.

⑪ **황봉입동** : 양쪽 코날개의 옆점이
다. 발한 작용이 있다. 감기, 코가
막혔을때에 문지르기를 한다.

⑫ **아관** : 귀방울끝에서 똑바로 아래로 1푼되는 오목한 곳이다. 신경
의 흥분성을 높이고 진경작용 있다. 입을 벌리지 못할 때, 구안와
사, 치통 등에 누르기, 문지르기를 한다.

⑬ **산근** : 두 눈사이의 가운데점이다. 눈을 밝게 하고 정신을 안정시
키는 작용이 있다. 어지럼증, 시력장애 등에 문지르기, 비비기를
한다.

⑭ **년수** : 산근에서 2푼 아래점이다. 신경의 흥분성을 높이고 의식을
각성시키는 작용이 있다. 급경풍, 졸도 되었을 때 찌르기를 거듭
한다.

⑮ **천주** : 뒷머리카락 경계의 가운데 점에서 대추혈까지의 일직선 구
간이다. 진경, 발한 작용이 있다. 외감표증, 각궁반장, 두통, 경풍,
간질, 시력장애 등에 아래로 내려 밀기를 하고 누르기를 한다.

⑯ **신문** : 숨구멍에 해당한다. 진정, 발한 작용이 있다. 경풍, 두통, 간
질 등에 밀기, 비비기를 한다. 이 부위가 들어갔으면 기허증, 발
육부전증(허증)으로, 나왔으면 내풍, 내열(실증)로 진단하고 그에
맞게 보법 또는 사법을 써야한다.

2. 가슴과 배부위

① **천돌** : 침혈의 위치와 같다. 기를 잘 돌게 하고 끌어내리는 작용이
있다. 담음천해, 구토, 트림, 숨가쁨, 언어장애 등에 비비기 를 한다.

② **단중** : 침혈의 위치와 같다. 이기 강역작용이 있다. 기침, 구토, 트
림, 숨가쁨, 의식장애 등에 비비기를 하거나 양쪽 젖꼭지 부위까
지 갈라밀기를 한다.

③ **두각** : 배꼽에서 아래로 2치 내려가 다시 옆으로 2치되는 점이다.
건비, 온중 작용이 있다. 복통, 설사 등에 누르기, 주무르기를 한다.

3. 잔등과 허리부위

① **대추** : 침혈의 위치와 같다. 발한해열, 안신 작용이 있다. , 경풍,
백일기침, 간질, 번열증 등에 비비기를 한다.

② **견정** : 침혈(담경)의 위치와 같다. 발한해열, 이뇨작용이 있다. 감기, 어린이 폐염, 두통, 등에 누르기, 주무르기를 한다.

③ **폐유** : 침혈의 위치와 같다. 해열, 보폐, 이기 작용이 있다. , 기침, 천식, 백일기침, 가슴이 답답할때 등에 60~100번정도 비비기를 한다.

④ **신유** : 침혈의 위치와 같다. 원기를 돋구며 보신이뇨하는 작용이 있다. 야뇨증, 다뇨증, 영양실조증, 설사증 등에 30~50번정도 비비기를 한다.

⑤ **칠절** : 제4요추극상돌기에서 미골까지의 일직선구간이다. 청열제습, 지사 작용이 있다. 변비, 헛배부를때, 설사, 이질 등에 50~100번 정도 밀기를 하되 보법은 위로 올려주고, 사법은 아래로 내려 밀기를 한다.

⑥ **구미** : 미골의 끝점이다. 기를 끌어올리며 설사를 멈추는 작용이 있다. 설사, 이질, 탈홍, 변비증 등에 시계바늘이 도는 방향과 일치하게 50~80번정도 비비기를 한다.

4. 손과 팔부위

① 비토 : 엄지손가락 바깥기슭
의 일직선 구간이다. 허한 몸
을 보하고 입맛을 돋우며 아
픔을 멈추는 작용이 있다. 소
화불량증, 설사, 이질, 경풍,
황달 등에 밀기를 한다. 보법

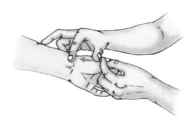

은 손목방향으로 올려 300~800번 밀기를 하고 사법은 손가락끝
방향으로 내려 200~500번 밀기를 한다.

② 간목 : 검지 손가락의 지문부
위이다. 소간해울하고 번조
증을 낮게하는 작용이 있다.
급성 및 만성 경풍, 번조불안
등에 사법으로 내려 밀기를
한다.

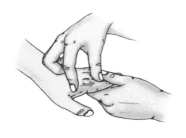

③ 심화 : 가운데 손가락의 지문부위이다. 심화를 치고 경련을 멈추
는 작용이 있다. 기혈양허, 결막염, 입안염, 경풍 등에 밀기를 한
다. 보법은 손목방향으로 올려 200~400번 밀기를 하고 사법은 손
가락 끝방향으로 내려 50~200번 밀기를 한다. 의식을 잃었을 때
는 찌르기를 한다.

④ **폐금** : 네번째 손가락의 지문부위이다. 진해 거담 작용이 있다. 폐렴, 천식, 변비 등에 밀기를 한다. 보법은 손목방향으로 올려 300~400번 밀기를 하고 사법은 손가락 끝방향으로 내려 50~200번 밀기를 한다.

⑤ **신수** : 새끼손가락의 지문부위이다. 신음을 보하고 익기 양신(몸을 튼튼히 한다.)하는 작용이 있다. 선천성 발육부진, 유뇨증, 설사, 기침, 천식, 간질, 눈병 등에 보법으로 손목방향으로 올려 120~300번 밀기를 한다.

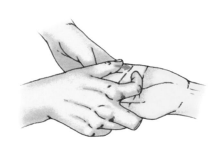

⑥ **대장** : 검지 손가락의 옆끝에서 엄지와 검지의 갈라진 점선까지의 일직선 구간이다. 제습지사, 익기 작용이 있다. 이질, 설사, 탈홍 등에 밀기를 한다. 보법은 엄지와 검지 방향으로 올려 50~100번 밀기를 하고 사법은 손가락 끝 방향으로 내려 50~100번 밀기를 한다.

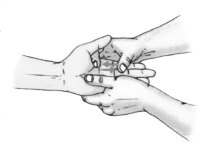

⑦ **소장** : 새끼손가락의 바깥모서리의 일직선구간이다. 이뇨, 익기, 지사 작용이 있다. 유뇨증, 방광염, 아래배아픔, 미열, 설사 등에 밀기를 한다. 보법은 손목방향으로 올려 200~400번 밀기를 하고 사법은 손가락 끝방향으로 내려 80~200번 밀기를 한다.

⑧ **십왕** : 침혈인 십왕과 같다. 각성, 해열 작용이 있다. 경풍, 편도염, 발열, 중설증 등에 찌르기를 한다.

⑨ **오지절** : 새끼손가락 바닥의 중수 수지 관절선이다. 맺힌 기혈을 풀어주는 작용이 있다. 배아픔, 숨가쁨, 기혈울체 등에 엄지와 검지손가락으로 마주비비기, 관절돌리기를 한다.

⑩ **소횡문** : 다섯 번째 중수골두와 손바닥 가로선이 만나는 곳이다. 이기활혈, 거담 작용이 있다. 폐렴, 백일기침, 천식 등에 찌르기, 비비기를 한다.

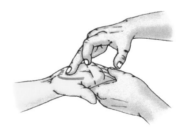

⑪ **판문** : 대어제(단모지굴근)의 가장 불룩한 부위이다. 해열, 지혈, 작용이 있다. 위열, 구토, 설사, 토혈, 코피, 천식 등

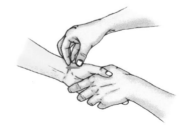

에 손목방향으로 올려 밀기, 비비기를 한다.

⑫ **소천심** : 대소어제의 두중심 사이의 중간점이다. 경맥을 소통시키고 진정, 진경하는 작용이 있다. 경풍, 간질, 눈병 등에 비비기, 꼬집기를 한다.

⑬ **팔괘** : 손바닥 가운데 점을 중심으로 하고 대어제, 손뒤축살, 소어제, 손바닥 앞살을 둘레로 하는 원형구간이다. 건비화위, 화담작용이 있다. 구토, 천식, 기침, 설사, 경풍, 발열 등에 시

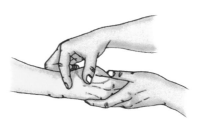

계바늘이 도는 방향에 일치하게 비비기를 한다. 필요에 따라 그와 반대 방향으로도 비비기를 할 수 있다.

⑭ **로궁** : 침혈의 위치와 같다. 심화를 치며 번조를 없애는 작용이 있다. 모든 설사증 때에 누르기, 문지르기를 한다.

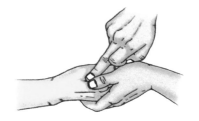

⑮ **운토입수** : 엄지손가락 옆끝의 소상혈에서 대어제 바깥기슭, 손뒤축 바깥기슭, 소어제 바깥기슭, 새끼손가락 지문부위를 연결하는

반원형구간이다. 지사소도 작용이 있다. 소화불량, 설사, 배아픔 등에 5~20번 둥굴게 비비기를 한다.

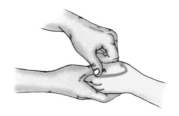

⑯ **운수입토** : 운토입수와 같은 구간이나 방향만 그와 반대이다. 윤장, 행기, 해울 작용이 있다. 소화불량중, 배뇨장애, 변비,복통 등에 5~20번 둥굴게 비비기를 한다.

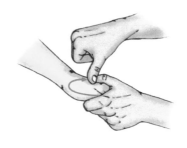

⑰ **총근** : 손목안쪽의 두개의 가로선중 에서 위에 있는 가로선의 가운데 점이다. 배아픔을 멈추고 거풍제습하는 작용이 있다. 구토, 설사, 배아픔, 경풍 등에 찌르기를 하고 손목관절을 앞뒤로 돌려준다.

⑱ **음양** : 총근에서 요골쪽으로 가로선 끝까지를 양지, 척골쪽으로 가로선 끝까지를 음지라고 한다. 음양의 균형을 바로 잡으며 장부를 조화시키는 작용이

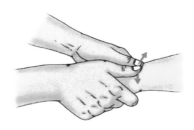

있다. 경풍, 간질, 설사, 이질, 황달, 기침, 천식 등에 두 엄지손가
락으로 총근에서 양쪽으로 갈라밀기를 하며 필요에 따라 그와 반
대방향으로 모아밀기를 할 수도 있다.

⑲ **외로궁** : 손등에서 세 번째와 네 번째 중수골이 갈라진 곳인데 로
궁과 대칭되는 점이다. 양기를 돋구고 한사를 내보내는 작용이 있다.
소화불량, 설사, 이질, 복통, 탈홍 등에 50~80번 비비기를 한다.

⑳ **이산문** : 손등에서 두 번째와 세 번째, 세 번째와 네 번째 중수골들
이 갈라진 곳들(2개)이다. 발한해표, 해열평천 작용이 있다. 감기,
천식, 두손가락의 손톱끝으로 동시에 두점에 찌르기를 하고 문지
르기를 한다.

㉑ **합곡** : 침혈의 위치와 같다. 의식각성, 진경, 해열, 진통 작용이 있
다. 경풍, 졸도, 치통 등에 엄지와검지 손가락으로 마주쥐고 3~10
번 누르며 문지르기, 찌르기를 한다.

㉒ **천하수** : 팔목에 있는 총근에서
팔굽안쪽의 가로선가운데(곡
택)를 연결하는 일직선 구간이
다. 해열제번 작용이 있다. 중
설증, 경풍, 기침, 발열, 번조

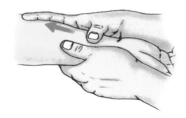

중, 목이 마를때 등에 팔굽방향으로 올려 100번 밀기를 한다.

㉓ **삼관** : 손바닥쪽에서 첫 번째
중수 수지관절과 팔굽안쪽의
가로선의 요골측 끝점(곡지)을
연결하는 일직선 구간이다. 기
혈순행을 순조롭게 하고 원기
를 보하며 땀을 내는 작용이 있
다. 영양 부족, 황달, 소아마비
후유증 등일때 팔굽방향으로
올려 밀기를 한다.

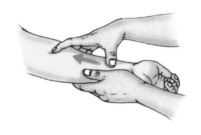

㉔ **육부** : 손바닥쪽에서 다섯 번째
중수 수지관절과 팔굽안쪽의
가로선의 척골측 끝점(안소해)
을 연결하는 일직선구간이다.
해열 소종작용이 있다. 경풍,
목아픔, 이질, 변비증 등에 팔
굽방향으로 올려 밀기를 한다.

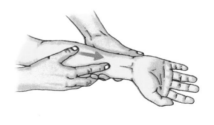

㉕ **홍지** : 팔굽안쪽 가로선의 가운데 점이다. 기혈순행을 순조롭게
하고 음양균형을 바로잡는 작용이 있다. 기혈울체, 음성격양, 궐

중 등에 누르며 문지르기를 한다.

㉖ **정녕** : 손등쪽에서 네 번째와 다섯 번째 중수골이 갈라진 곳이다. 기를 잘 돌게 하고 죽은피를 흩어지게 하는 작용이 있다. 적취, 익상취편등에 문지르기, 찌르기를 한다.

㉗ **위령** : 손등에서 두 번째와 세 번째 중수골이 갈라진 곳이다. 평간식풍, 통락 작용이 있다. 귀울림(이명), 두통, 급경풍 등에 두 번째 손가락 끝에서 올려 엄지와 검지손가락으로 마주 비비기를 하고 위령혈에 찌르기를 한다.

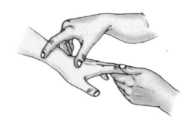

㉘ **일와풍** : 손목안쪽의 두선중에서 이래있는 가로선의 가운데 오목한곳이다. 배아름을 멈추고 거충, 제습, 통락 작용이 있다. 모든 배아픔, 급성 및 만성 경풍, 감기, 비증 등에 찌르기를 한다.

5. 발과 다리부위

① **백충** : 침혈인 혈해와 같다. 평간
식풍작용이 있다. 경풍, 의식상실
등에 누르며 문지르기를 한다.

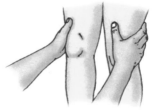

② **귀안** : 침혈인 슬안과 같다. 평간
식풍작용이 있다. 급성 및 만성 경풍, 정강이 위축증 등에 누르며
문지르기를 한다.

③ **족삼리** : 침혈의 위치와 같다. 보
중익기작용이 있다. 비가 끓는데,
배아픔, 경풍, 천식, 설사, 다리아
래쪽의 쇠약 등에 찌르기, 문지르
기를 한다.

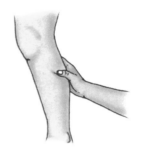

④ **위중** : 침혈의 위치와 같다. 해열,
제습, 통락 작용이 있다.두통, 경
풍, 다리마비, 비증 등에 누르며
문지르기를 한다.

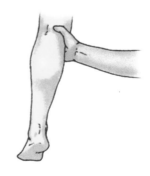

⑤ **승산** : 침혈의 위치와 같다. 식풍 평천 작용이 있다. 경풍, 경련, 천

식 등에 꼬집기를 한다.

⑥ **해계** : 침혈의 위치와 같다. 평간식풍, 구토를 멈추는 작용이 있다.
경풍, 가궁반장, 설사 등에 꼬집기, 문지르기를 한다.

⑦ **용천** : 침혈의 위치와 같다. 의
식각성, 기혈소통 작용이 있다.
두통, 경풍, 설사, 비뇨장애, 발
열 등에 찌르기, 누르며 문지르
기를 한다.

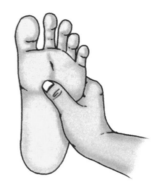

제5장

발바닥 수법치료의 요점

01 발바닥 수법치료란?

맨손으로 발바닥을 자극하여 병을 예방하고 치료하는 수법치료의 한부분이다. 맨손으로 발바닥을 자극하여 병을 예방, 치료하는 작용원리는 온몸 수법치료의 작용원리와 같다. 다만 같은 수법으로 제한된 발바닥을 자극한다는 것이 온몸 수법 치료와 다를 뿐이다.

우리가 이미 알고 있는 바와 같이 귀에 사람의 온몸이 축소 투영되어 있는 것처럼 발바닥에도 사람의 골격과 근육, 장기 등 온몸이 축소된 형태로 투영되어 있다. 그러므로 발바닥이 상태를 보고 병을 진단하고 그것을 자극하는 방법으로 병을 예방, 치료하는 것이다.

발바닥에는 우리 몸의 각 부위와 연계되어 있는 반사구역들이 있어 몸에 이상이 생기면 해당한 반사구역에 아픔을 나타낸다. 때문에 반사구역을 일명 증상구 라고도 한다. 반사구(반사구역)에는 몸안의 장기들과 밀접한 부위의 신경이나 경락이 연계되어 있다. 사람의 몸에 반사구는 발바닥에만 있는 것이 아니라 온몸에 다 있다. 이런 의미에서 보면 침구치료와 수법치료는 온몸에 분포되어 있는 반사구들인 14개의 경락계통과 근 400개의 경혈을 자극하는 치료방법이라고 말할 수 있다.

귀와 마찬가지로 발에 있는 반사구들은 몸전체가 제한된 부위에 축소 투영되여있는 반사구 라는데로 부터 온몸의 침구치료나 수법치료에 비하여 일련의 특성을 가지고 있다.

이처럼 다종 다양한 제한된 부위의 반사구들에 대한 자극 치료에는 주로 침자극과 맨손자극이 이용된다. 그 가운데서도 발바닥의 반사구에 대한 자극치료는 맨손자극 즉 수법 치료의 손쓰기를 기본으로 이용하고 있다. 이런 의미에서 발바닥을 자극하는 치료방법을 발바닥 수법치료라고 부르는 것이 정확하다.

더 구체적으로 말하면 발을 자극하는 치료방법에는 발바닥 수법치료와 함께 침치료, 발목 침치료, 발바닥 기구치료 등이 있는데 그 내용에는 다 발바닥을 자극하는 치료방법이 포함되어 있다. 이것들을 종합 하여야 비로서 발바닥 자극 치료가 되는 것이다.

이 책에서는 다만 발바닥을 맨손으로 자극하는 치료방법 즉 발바닥 수법치료만을 수록하였다.

그러면 발바닥 수법치료는 우리의 생활과 건강에 어떤 장점이 있는가?

발바닥 수법치료는 무엇보다 먼저 예방, 치료 효과가 매우 좋다.

피순환의 건지에서 보면 온몸의 피를 받아들이고 내뿜어주는 심장에서 가장 멀리 떨어져 있는 발은 피순환이 그만큼 어렵게 진행되는 것이다. 따라서 몸에 어떤 이상이 생기면 발에 먼저 반영된다. 즉 반사구들에 울혈이 생겨 색깔이 변하거나 경결물이 생겨 누르면 아픔을 느끼게 된다. 이런 때에 반사구에 자극을 주면 장애되였던 혈액순환이 순조롭게 되고 울혈에 의하여 집중되어있던 노폐물이 없어지게 된다.

발바닥 수법치료는 현재 병이 없는 사람도 이 자극방법을 늘 쓰면 경락과 신경의 조절작용에 의하여 병이 새로 생기는 것을 예방하고 건강한 생활을 누릴 수 있게 한다.

발바닥 수법 치료는 조작방법이 간단하여 누구나 쉽게 배울 수 있고 장소와 시간의 구애를 별로 받지 않고 마음만 먹으면 할 수 있을 뿐 아니라 아무런 부작용도 나타나지 않는다.

발바닥 수법치료는 또한 발에 자극을 준다 해도 아픔을 별로 느끼지 않으므로 허약한 사람들과 어린이들까지도 쾌히 받아들일 수 있는 좋은 치료방법이다.

이처럼 우리의 생활과 건강에 이로운점이 많은 발바닥 수법치료는 최근에 와서 민간치료에서 하나의 추세로 되고 있다.

원래 발바닥을 자극하는 민간치료가 오랜 옛날부터 전해져 왔지만 이 치료법의 우월성을 더욱 더 많은 사람들이 깨닫기 시작한데로부터 여기에 관심을 많이 모아지고 있다.

옛사람들은 오늘과 같이 정립된 발바닥 수법치료방법을 모르고 원시적인 자극방법만을 알고 있었다. 그들에게는 하루 노동의 피로를 풀기 위하여 몸의 다른 부위와 함께 발바닥, 발등, 발목, 등을 문지르고 주무르는 것이 마치 하나의 본성처럼 되어 있었다. 특히, 걸음을 많이 걷는 사람일수록 발을 맨손으로 자극하여 피로를 회복하는 방법을 많이 썼으리라는 것은 명백한 이치이다. 그래서 지금 축구, 마라톤, 육상 등 경기를 하는 체육선수들은 주로 발과 다리에 대한 수법치료를 많이 하고 있는 것이다.

이처럼 발바닥 수법치료는 사람들에게 자연스럽고 필연적인 수단으로 되었다고 말할 수 있다.

현대 사람들속에서 발바닥 수법치료가 필연적인 민간치료수단으로 되는 것은 대부분의 현대 사람들이 발을 많이 쓰지 않는 사정과 관련된다고 말할 수 있다. 현대사람들은 신과 양말을 신고 다니며 더욱이는 자동차나 이러저러한 운송수단을 타고 다니는 기회가 많기 때문에 옛사람들보다 발바닥이 땅으로부터 자극받을 기회가 그만큼 적다. 그래서 현대사람들은 건강을 위하여 발바닥으 자극을 주는것에 대하여 생각하여야할것이다.

02 발바닥이 건강에 도움을 주는 이유는?

발바닥은 도대체 몸에서 어떤 영향을 주는것인데 건강에 영향을 미치게 되는것인가?

사람마다 얼굴의 생김새가 다른 것처럼 발바닥의 생김새도 사람마다 서로 다르다. 어른의 발바닥 면적은 두발을 합쳐야 겨우 250㎠정도이지만 그가 지니고 있는 것은 중요한 것이다.

첫째로, 발바닥은 사람이 온몸의 중량 을 실고 있는 지지점이다.

사람의 발바닥은 네발가진 동물의 발에 비하여 매우 발달되어 있다. 사람은 두발에 중심을 두고 서거나 걸어다니며 노동과 여러 가지 육체적 활동을 한다. 새들도 두발을 중심으로 하고 있지만 땅위에서 생활하는

것보다 하늘에서 날아다니는 활동을 더 많이 하는 짐승이므로 사람처럼
발이 발달될 수 없고 그 대신 날개가 발달되어 있다.

　사람이 발로 몸을 지지하고 육체노동을 할때 발에 가해지는 충격은 달
리던 자동차가 담벽을 들이받는 것보다는 몇배 더 크다고 한다. 그처럼
큰 충격이 발의 완충작용에 의하여 분산 약화 된다고 생각할 때 발이 받
고 있는 부담이 얼마나 큰것인가를 짐작하기 어렵지 않을 것이다.

　그러므로 사람의 발은 크나 작으나 늘 일정한 손상을 받을 수 있으며
또 실제로 받고 있는 것이다. 이런 손상을 제때에 바로 잡지 않으면 어떻
게 되겠는가? 그렇게 되면 발이 빨리 쇠약해지고 퇴화되어 결국 발로부
터 노화가 시작되게 되는 것이다. 그래서 예로부터 《사람은 다리로부터 늙
는다》고 말하고 있다.

　둘째로, 발바닥은 사람이 온몸을 대지와 늘 접촉시키는 접지점이다.

　사람은 대자연의 에네지를 발바닥을 통하여 몸에 흡수하거나 반대로
몸안에 축적된 에너지를 발바닥을 통하여 대지에 방출했다. 옛날부터
《사람은 땅냄새를 맡아야 건강해진다》고 하였다. 이것은 땅냄새를 코로 들
이마시라는 것보다 발로 땅을 밟으면서 생활하는 기회를 더 많이 가지도
록 하라는 뜻이다. 집안에 오래 있으면 밖으로 나가고 싶으며 고층 건물
에서 생활하는 사람들이 땅에 내려오면 기분이 상쾌해지고 몸이 자유로
워지는 감을 느끼게 되는 까닭은 다 몸이 직접 땅과 접촉하게 되였기 때
문이라고 본다

셋째로, 발바닥은 사람의 몸에서 피순환을 조절하는 동력인 심장의 기능을 보충하는《제2의 심장》이다.

발바닥은 심장에서 가장 멀리 떨어져 있으면서도 매우 많은 혈관이 분포되어 있고 또한 거기에 많은 양의 피가 흐르고 있다. 그런데 발에 흐르는 혈액은 땅과 가장 가까운 곳에서 지구의 인력을 가장 많이 받고 있다. 심장으로 되돌아가야 할 발의 피가 가장 멀고 가장 낮은 곳에서 가장 많은 지구인력을 극복하면서 거슬러 올라가기 위해서는 심장의 박동만으로는 힘이 부족하다.

그러면 발은 심장의 동력기능을 어떻게 보충해주는가?

사람이 걸어 다닐 때 발이 땅에 닿는 순간마다 긴장수축되고 땅에서 드는 순간마다 완화 확장된다. 이것은 심장박동의 수축기와 확장기가 교체되면서 혈액순환 동력이 이루어지는 이치와 매우 흡사하다. 발도 이와 같이 수축과 확장이 교체되면서 몰려있는 혈액을 심장으로 되돌려 보내게 된다. 그런데 발에 유연성, 신축성, 탄력성이 나빠지게 되면 발에 굳어져서《펌프》질을 잘 할수 없게 되며 노폐물이 섞인 피가 고여있게 된다. 그 대표적인 증상이 바로 발이 늘 차고 저리며 아픈 것이다.

실로 발바닥이 지니고 있는 이처럼 중요한 일으로부터 발이 약해지면 거기에 받들려있는 몸이 지탱될 수 없고 사람이 대자연의 환경에 적용하는 능력이 약해지며 하체의 혈액순환이 장애되어 영양공급과 노폐물 처리가 잘 되지 않으므로 하체는 물론 점차 온몸까지 병들게 되는 것이다.

03 발바닥 수법치료의 적응증과 금기증

발바닥 수법치료의 적응증과 금기증은 온몸수법치료와 별다른 것이 없다. 다시 말하면 금
기증과 부작용이 거의 없다. 발바닥 수법치료는 발에 상처가 없고 발이 성한 이상 언제나 할
수 있다. 갑작스러운 효과를 기대하면 이 치료에 대한 인내력을 잃는 것이다. 발바닥 수법치
료는 좁은 부위를 가지고 온몸의 병들을 치료하며 흔히 만성질병과 회복기의 치료. 예방을
위한 치료에 많이 적용된다. 일부 급성질병의 치료도 할 수 있으나 그 때는 다른 치료 방법과
병용하는 것이 좋다.

04 발바닥 수법치료의 방법

1. 손쓰기의 종류와 요령

발바닥 수법치료에서 손쓰기를 능숙하게 적용하는 것은 치료효과를 얼
마나 보는것의 관건적 문제이다. 한마디로 말하면 지구력, 유연성, 유화
성, 균등성, 율동성, 순차성, 배합성을 잘 살려야 한다.(온몸수법치료의
기초부분을 참조 할 것)

① 밀기 : 온몸수법치료의 밀기와 같으며 손바닥을 기본으로 쓴다.

발바닥수법치료의 처음과 끝에 발바닥과 발등, 발목을 구심성으로 올려 밀 때 쓴다.

② 주무르기 : 온몸수법치료의 주무르기와 같으며 두손바닥을 기본으로 쓴다. 발바닥과 발등, 발목을 올려 주무를 때 쓴다.

③ 비비기 : 온몸수법치료의 비비기와 같으며 엄지와 검지손가락을 기본으로 쓴다. 발가락을 반달모양으로 마주 비빌때 쓴다. 발가락에 주무르기를 한 다음에는 흔히 엄지와 검지손가락으로 반달모양 마주 비비기를 한다.

④ 누르기 : 온몸수법치료의 누르기와 본질상 같지만 동작방법에서 약간의 차이가 있다. 엄지손가락을 기본으로 쓴다. 먼저 엄지손가락바닥을 발바닥에 밀착 시켰다가 손가락 마디를 90°로 굽히면서 지문끝부위로 유혈과 반사구를 힘있게 누른 다음 순간적으로 손가락에 힘을 빼고 발바닥에 밀착시킨 상태에서 조금 앞으로 미끌어져 나간다. 이와 같은 동작을 연속과정으로 반복하면 마치 누에가 기어가는 것을 방불케 한다. 그러므로 발바닥수법치료의 누르기를 흔히《누에동작》이라고 별명지어 부르고 있다. 누르기(누에동작)는 발바닥수법치료에서 가장 많이 쓰는 기본 손쓰기 형태이다.

⑤ 문지르기 : 온몸수법치료의 문지르기와 같으며 엄지손가락을 기본으로 쓴다. 유혈과 반사구를 문지를 때 쓴다. 유혈과 반사구에 누

르기를 하면서 흔히 문지르기를 배합하여 쓴다.

⑥ 돌리기 : 온몸수법치료의 돌리기와 같으며 엄지와 검지 손가락으로 발가락을 돌릴때, 두손으로 발목을 돌릴때 쓴다.

⑦ 당기기 : 온몸수법치료의 당기기와 같으며 엄지와 검지손가락으로 발가락을 당길 때, 두손으로 발목을 당길 때 쓴다. 발가락과 발목에 돌리기를 하면서 흔히 당기기를 배합하여 슨다.

⑧ 기타 : 위에서 지적한 7가지 손쓰기 외에도 온몸 수법치료의 쓰다듬기, 떨기, 두드리기 등을 필요에 따라 적당히 쓴다.

2. 손쓰기의 일반적 원칙

발바닥 수법치료에서는 일반적으로 다음과 같은 손쓰기의 원칙을 지켜야 한다.

① 손쓰기의 순서 : 먼저 발바닥과 발등, 발목에 쓰다듬기와 밀기를 올려 하는 것으로 시작한다. 다음으로 발가락에 엄지와 검지 손가락으로 주무르기와 반달모양으로 돌려 마주 비비기를 한다. 그 다음으로 유혈과 반사구에 엄지손가락으로 누르기(누에동작)와 문지르기를 한다. 그리고 발바닥과 발등, 발목에 두손으로 주무르기를 올라가면서 한다. 필요에 따라 발가락 또는 발목관절에 엄지와 검

지손가락 또는 두손으로 돌리기와 당기기를 한다. 마지막에 다시 발바닥과 발등, 발목에 손바닥으로 밀기를 올려 하고 쓰다듬기를 하는 것으로 끝낸다.

② **손쓰기의 자극 세기** : 증상구에 대한 자극은 어느정도의 아픔을 느끼도록 하여야 한다. 그래야 그 부위의 결절과 노폐물을 없애며 변색현상을 회복시킬수 있다. 자극이 너무 약하거나 너무 센 것은 둘 다 치료효과에 부정적 영향을 줄 수 있다. 너무 약할 때는 치료반응을 나타내지 못하게 되고 너무 센 때는 피곤한감, 아픔이 더해지는 감등이 생길 수 있다. 그렇지만 자극의 세기는 어디까지나 개개인의 차별화하며 질병에 따라 달리하여야 한다. 어린이, 노인, 허약한 사람에 대한 자극은 보통 세기보다 더 약하게 하고 체격이 좋고 발바닥이 두터운 사람에 대한 자극은 보통 세기보다 더 세게 하여야 하며 갓 생긴병, 경한 증상에 대한 자극은 보통으로, 오래된 병, 오래된 증상에 대한 자극은 보통 이상으로 세게 하여야 한다. 한마디로 말하여 자극의 세기를 알맞게 하자면 훈훈하고 시원하게, 편안하게 그리고 아픔이 아니라 쾌감을 느끼도록 하면된다.

③ **손쓰기의 주행방향** : 발바닥 수법치료의 모든 손쓰기의 방향은 무릎을 향하여 구심성으로 올라가면서 하는 것이다. 쓰다듬기와 주무르기는 발끝, 발몸, 발목의 순서로 하고 밀기는 발끝에서 발몸을 거쳐 발목으로 올라 가면서 한다. 발가락 바닥이나 발바닥 반사구

역의 좀 넓은 부위에 엄지손가락으로 누르기를 반복할 때는 다음
과 같은 방향으로 한다. 반사구역을 가로 누비며 자극할 때는 발바
닥의 바깥쪽에서 시작하여 안쪽 방향으로 하다가 다시 반대방향
으로 되돌아오면서 한다. 반사구역을 세로로 누비며 자극 할 때는
발 뒤축쪽에서 시작하여 발끝방향으로 하다가 다시 반대방향으로
되돌아오면서 한다. 그러나 결장, 척추와 같은 해부학적 위치의
순서에 따라 누르기를 할 때는 위에서 지적한 것과는 관계없이 반
사구의 순서에 따라 자극의 방향을 정하여야 한다. 모든 손쓰기는
먼저 왼쪽발에 하고 다음에 오른쪽발에 한다.

④ **손쓰기의 자극시간** : 손쓰기를 할 때 자극시간은 한 반사구에 대하
여 2~5분씩, 한쪽발에 대하여 10~15분씩, 모두 20~30분정도 한
다. 한가지의 손쓰기는 한쪽발에 3번정도씩 두발에 대하여 6번정
도 반복한다. 그리고 치료주기는 하루 1~2번, 발바닥 수법치료를
할 때는 하루 2~3번정도 할 수 있다. 치료는 건너뛰지 말고 매일
하며 효과가 나타날때까지 꾸준히 계속해야 한다. 보통 3달정도
치료하면 치료 효과가 뚜렷하게 나타날 수 있다.

3. 발바닥을 기구로 자극하는 방법

① **보조기구로 두드리는 방법** : 보조기구로는 자극망치를 쓴다. 발바
닥자극 망치는 단단한 나무로 한쪽끝은 넓적하고 다른쪽 끝은 뾰

쪽하게 깎아 만든다. 넙적한 쪽으로는 반사구를 두드리고 뾰족한 쪽으로는 유혈을 두드린다. 주로 발바닥 오목한곳을 중심으로 한 쪽발에 100번 정도씩 두드린다. 보조기 재료 두드리기는 혈액순환을 좋게 하고 여러 장기들의 기능을 높여주며 정신, 육체적 피로를 풀어 주는데 매우 좋다. 이 방법을 한가지만으로 쓸 수 도 있고 발바닥 수법치료와 함께 쓸수도 있다. 그러나 수법자극과 보조기구로 두드리는 자극을 함께 배합하여 하는 것이 가장 합리적인 방법이다.

② 보조기구를 밟는 운동 : 보조기구로는 통나무(직경 12cm, 길이 50~60cm 또는 직경 5cm, 길이 50~60cm), 참대, 고무못판, 나무못판, 구리못판 등을 쓴다. 먼저 발바닥 전체가 자극되도록 올라 서서 밟은 다음 중점적으로 자극하려는 반사구 혹은 유혈에 자극을 주도록 밟는다. 병 치료 목적으로 할 때는 느린 속도(100 발자국 이하/분) 혹은 보통속도(100~120 발자국/분)로 하고 병 예방 목적, 체력 단련 목적으로 할 때는 빠른 속도(12~140 발자국/분) 혹은 달리기 속도 (140 발자국 이상/분)로 한다. 한번에 50~100 발자국으로부터 점차 200, 500, 1,000, 2,000 발자국까지 계단식으로 늘이면서 하되 시간은 30초로부터 점차 1~2분, 3~5분, 10분 또는 그 이상까지 자기 몸에 알맞게 하며 하루 1~3번 정도 할 수 있다. 보조기재를 밟는 운동은 발과 몸의 혈액순환을 좋게 하고 발바닥에 생긴 경결물과 울혈을 없애며 반사자극으로 병을 예방하고 노화를 지연시키는데 매우 좋다.

③ **보조기구를 굴리는 운동** : 보조기구로는 롤러, 봉, 골프공, 빈병 등을 쓴다. 의자에 앉아서 맨발로 바닥에 놓인 보조기구를 굴리되 먼저 발바닥 전체를 자극한 다음 반사구 또는 유혈을 중점적으로 자극하는 방법으로 한다. 굴리는 속도는 천천히 하며 한번에 30초~1분정도식 하루에 1~2번 한다. 보조기구를 굴리는 운동의 치료적 의의는 보조기구를 밟는 운동과 같다.

④ **기계로 진동하는 방법** : 여기에는 진동 자극기를 쓴다. 진동 자극기의 종류에 따라 발을 더운 물에 담그고 할 수도 있고 그냥 할 수도 있다. 의자에 앉아서 1~3~5~10~20분 동안 시간을 점차 늘이면서 하루 1~2번 정도 한다. 치료적 의의는 보조기구를 밟는 운동과 비슷한데 특히 피로회복, 수면장애, 팔다리 아픔 등에 쓰면 좋다.

⑤ **물에 발을 담그는 방법** : 여기에는 38~45℃의 더운물 혹은 5~15℃의 찬물을 쓴다. 먼저 더운물에 2분, 다음으로 찬물에 1분 잠그되 발목과 발가락을 움직이면서 2~3번 교차하여 진행한다. 더운물과 찬물을 교차하는 것은 온열자극의 효과를 더 높이기 위해서이다. 더운물과 찬물에서 기본은 더운물이다. 자기의 몸상태에 따라서 그중 어느 한가지 물만 가지고 할수도 있다.

물로 발을 자주 씻는 것만으로도 혈액순환, 피로회복, 정신력회복에 좋은 효과를 볼 수 있다. 물(특히 더운물)에 발을 잠그었다가 발바닥 수법치료를 연속하면 치료효과를 훨씬 더 높일 수 있다.

4. 발바닥 수법치료의 효과를 높이기 위한 방법

① 발바닥 수법치료는 식사후 1시간정도 지난 다음에 하는 것이 좋
다. 그래야 음식물을 소화흡수에 동원된 혈액 순환에 지장을 주지
않게 된다.

② 발바닥 수법치료는 증상이 좋아지면 그것으로 끝어낼 수 있으나
병이 재발하거나 더해지는 것을 막기 위하여 일정한 기간 계속하
면서 점차 다른 치료방법이나 몸 단련법으로 넘어가는 것이 좋다.
특히 갑작스러운 치료 효과를 바라면서 조바심을 앞세우는 것은
치료에 불리하다.

③ 발바닥 수법치료는 필요한 기초지식과 손쓰기의 방법을 습득한
다음 과학적이며 능숙하게 하여야 치료효과를 높일 수 있다.

④ 함께 발바닥을 자극하는 기타방법들 즉 보조기구로 자극하는 법,
기계로 진동하는 법, 물로 자극하는 법 등을 보조적으로 배합하여
쓰면 좋다.

⑤ 발바닥 수법치료와 함께 다른 몸단련법, 치료법들을 병행하는 것
이 좋다.

제 3 편
질병의 원인과 치료방법

01 감기

1. 치료원칙

감기는 한랭과 습기의 영향에 의한 열조절기능의 불완전성과 세균 및 바이러스에 의한 인후강의 감염으로 생긴다.

한의학에서는 정기가 약한 틈에 풍, 한, 습의 사기나 역독사기가 몸에 침습하여 폐에 있는 위기의 방어기능이 장애되기 때문에 생긴다고 본다.

수법치료는 먼저 한증과 열증을 가르고 그에 맞게 유혈을 선택한 다음 폐기를 소통시키고 구리(救裏)를 풀어 외사를 내보내는 원칙에서 한다. 치료후 환자에게 땀이 촉촉이 날 정도로 손쓰기를 일반적으로 세게 하여야 한다.

2. 치료방법

환자가 앉은 자세에서 먼저 합곡, 곡지, 태양, 두유, 풍지, 풍부, 대추, 혈들에 엄지손가락으로 누르기를 하고 고황혈에 집어 늘이기를 하여 국부가 불그스레하게 충혈이 생기도록 한다. 그리고 견정혈(담경)부위에 주무르기를 한 다음 어깨와 잔등 전반에 굴리기를 한다.

만약 코가 막히거나 코물이 날 때는 인당, 영향, 혈들에 가운데 손가락으로 문지르며 누르기를 하고 목이 아프고 기침이 날 때는 소상, 어제, 천돌, 부돌 혈들에 엄지손가락 또는 가운데 손가락으로 문지르며 누르기를 하며 열이 날 때(열증)는 대추, 대저, 외관, 곡지, 합곡 혈들에 엄지손가락으로 누르기를 세게 하고 오슬오슬 떨릴 때(한증)는 풍지, 풍부, 풍문, 폐유, 외관 혈들에 엄지손가락으로 세게 누르기를 한다. 치료가 끝나면 일정한 시간동안 편한자세에서 땀을 흘리는 것이 좋다.

환자자신이 손, 발, 다리아래, 목과 어깨를 뜨거운 열이 날 때까지 손바닥으로 바르게 비비고 영향, 태양, 풍지, 곡지, 합곡 혈들을 손가락으로 문지르면서 누르도록 한다. 이것은 감기의 치료와 예방에 효과가 있다.

3. 발바닥 수법치료

코, 머리 반사구들에 누르며 문지르기를 한다. 알레르기성 코감기때는 뇌하수체, 부신 반사구들에 누르며 문지르기를 한다.

02 기관지염

1. 치료원칙

기관지염은 바이러스와 세균의 감염과 유해자극에 의하여 기관지와 기관에 생긴 염증이다. 한의학에서는 외사가 폐에 침범하여 폐의 숙강기능이 장애되어 생기거나(급성) 또한 오랜 기침 혹은 습담이 폐에 영향을 미쳐 폐기가 잘 퍼져나가지 못하기 때문에 생긴다(만성)고 본다.

수법치료는 외사를 내보내고 담을 삭이는 원칙에서 한다.

2. 치료방법

먼저 환자가 반 듯이 누운 자세에서 천돌혈과 단중혈 사이에 엄지손가락으로 쓰다듬기를 하고 가슴에 두손바닥으로 비비기를 한다. 목에서 흉쇄유양근부위, 가슴에서 쇄골아래기슴부위와 흉골아래부위에 여러 손가락으로 비비기를 하고 중부, 곡지, 합곡, 어제 혈들에 엄지손가락으로 누르며 문지르기를 한다.

다음으로 환자가 엎드려 누운 자세에서 목뒤와 어깨, 잔등에 내려가면서 두손바닥으로 쓰다듬기와 주무르기를 하고 풍지, 대추, 신주, 영대, 풍문, 폐유, 격유, 고황혈들과 유발점에 엄지손가락으로 문지르며 누르기를 한다. 마지막으로 피부가 붉어지면서 열이 날 때까지 독맥과 방광경을 중심으로 잔둥에 양손바닥으로 밀기와 쓰다듬기를 한다. 열이 날 때는 곡지, 대추 혈들에, 잔둥이 쑤실 때는 제7경추~제5흉추의 협척혈들에, 기침을 심하게할 때는 척택, 열결 혈들에, 가래가 많을 때는 풍륭혈에, 만성적으로 자주 발생 할 때는 폐유, 고황 혈들에 중점적으로 누르기를 더한다. 환자자신이 가슴과 옆구리, 어깨와 팔위쪽을 손바닥으로 열이 날때까지 쓰다듬고 주무르며 약간 오무린 손바닥으로 가볍게 두드린 다음 중부, 척택, 어제혈 들을 누르도록 한다.

3. 발바닥 수법치료

두 번째~네번재 발가락의 근부, 발바닥의 중심안쪽에 있는 신장, 수뇨관, 안쪽기슭에 있는 방광 등 반사구들에 누르며 문지르기를 한다.

03 기관지 천식

1. 치료원칙

기관지 천식은 여러 가지 자극에 대한 기관지 점막의 과민성으로 대소 기관지 근육이 갑자기 경련성 수축을 일으키면서 생긴다. 한의학에서는 폐에 풍한사가 침범하고 습담이 몰려서 폐기가 퍼져나가지 못하고 숙강기능이 장애되기 때문에 생긴다고 본다.

수법치료는 폐기를 잘 퍼져나가게 하고 숨을 고르게 하며 가래를 삭이는 원칙에서 한다.

2. 치료방법

먼저 환자가 엎드려 누운 자세에서 제7경추~제7흉추 사이와 그 양쪽 잔등에 손바닥으로 쓰다듬기와 비비기를 하고 신주, 폐유, 격유, 정천, 고황 혈들에 엄지손가락으로 누르며 문지르기를 한다.

다음으로 환자가 반듯이 누운 자세에서 흉쇄유양근에 엄지와 검지손가락으로 마주 비비기를 하고 흉골을 중심으로 그 양옆에 여러 손가락으로 문지르기를 하며 천돌, 선기, 단중, 유부, 중부 혈들에 가운데 손가락으로 떨며 누르기를 한다. 그리고 늑궁아래 기슭을 따라 여러 손가락으로 쓰다듬기를 하고 배꼽에 손바닥으로 떨며 누르기를 한다.

숨이 가쁠때는 천돌, 단중, 내관 혈들에 가래가 끓을 때는 중완, 음릉천, 풍륭 혈들에, 호흡기 감염증상이 있을 때는 대우, 곡지, 합곡 혈들에 만성적으로 자주 발작할 때는 기해, 관원, 족삼리 혈들에 중점적으로 누르기를 더한다.

환자자신이 가슴과 어깨를 쓰다듬고 천돌, 중부, 단중, 중완 혈들을 누른 다음 팔앞쪽의 안쪽면을 쓰다듬고 어제, 내관, 척택 혈들을 누르도록 한다.

3. 발바닥 수법치료

용천혈과 발바닥의 중심안쪽에 있는 신장, 수뇨관, 안쪽기슭에 있는 방광 등 반사구들에 누르며 문지르기를 한다.

04 폐기종

1. 치료원칙

폐기종은 주로 폐와 기관지 질병이 만성적으로 경과해서 폐포 조직의 탄력성이 약해진 탓으로 폐안에 공기가 지나치게 차서 생긴다. 갑자기 생기는 급성 폐기종은 기관지 천식 발작이나 과민성 쇼크 때에 올 수 있다. 한의학에서는 오랜 병으로 신이 허해지고 폐기가 손상 되어 쉬는 숨이 폐안에 머물러 있기 때문에 생긴다고 본다.

수법치료는 신과 폐를 보하고 비위를 건전하게 하여 기가 잘 순행되게 하는 원칙에서 한다.

2. 치료방법

먼저 환자가 앉은 자세에서 목의 양옆에 엄지손가락으로 쓰다듬기와 비비기를 하고 인당혈 부터 태양혈 방향으로 이마에 엄지손가락으로 갈라서 밀기를 한다. 그리고 머리위에 열손가락으로 훑기를 하고 목뒤에 여러 손가락으로 주무르기를 한다.

다음으로 환자가 반듯이 누운 자세에서 가슴과 배에 손바닥으로 쓰다듬기를 가볍게 하고 중부, 화개, 단중, 상완, 건리, 기해, 관원혈 들을 가운데 손가락으로 누르기를 한다.

다음으로 환자가 다시 앉은 자세에서 장문, 기문 혈들을 중심으로 양쪽 옆구리에 양손바닥으로 마주비비기를 하고 팔위쪽의 폐경의 주행을 따라 손바닥으로 쓰다듬기나 주무르기를 한다.

마지막으로 환자가 일어선 자세에서 어깨와 다리의 근육들을 손바닥 모서리로 두드리기를 가볍게 한다.

환자 자신이 양쪽 가슴과 옆구리를 쓰다듬고 양손바닥으로 누르며(호흡을 배출할때) 중부, 단중 혈들을 손가락으로 누르도록 한다. 그리고 반듯이 누워서 배위에 벼개를 여러개 쌓아놓고 복식 호흡을 하거나 또는 반듯이 누워서 호흡을 배출할때 머리와 어깨 및 다리를 위로 들어 올리는 운동을 하도록 한다.

05 기침

1. 치료원칙

기침은 기관지 점막에 대한 물리화학적자극, 기도와 폐에 생긴 모든 질병들, 늑막염, 폐에 영향을 주는 일련의 심장병들, 미주신경 또는 삼차신경 자극이 원인이 되어 생긴다. 한의학에서는 주로 외사가 폐에 침범하거나 또는 내상으로 다른 장기의 병변이 폐에 영향을 주어 폐기가 순조롭지 못하고 거슬러 오르기 때문에 생긴다고 본다. 기침은 주로 감기나 기관지염 같은 때에 보는 증상이므로 해당 질병의 수법치료방법을 참고하면 될 수 있으나 그 밖에도 기침이 복잡한 양상을 띠고 발생하므로 기침 일반에 대한 수법치료방법을 여기서 따로 설정하고 설명하기로 한다.

수법치료는 사기를 내보내고 장부의 기능을 조절하며 폐기가 순조롭게 오르내리게 하는 원칙에서 한다.

2. 치료방법

먼저 환자가 엎드려 누운 자세에서 목뒤과 어깨, 잔등에 손바닥으로 쓰다듬기와 비비기를 하고 잔등에 센 꾸미기를 한다. 외감 기침일 때는 내려가는 방향으로, 내상 기침일 때는 올라가는 방향으로 꾸미기를 하여야 한다. 그리고 폐유, 궐음유, 심유, 격유, 고황 혈들에 엄지 손가락으로 문지르며 누르기를 한다.

다음으로 환자가 반듯이 누운 자세에서 어깨와 가슴에 손바닥으로 쓰다듬기, 비비기를 하고 천돌, 견우 혈들에 엄지 손가락으로 문지르며 누르기를 한다.

외감 기침일 때는 풍지, 견정(담경), 풍문, 신주, 열결, 합곡 혈들에, 내상 기침일 때는 척택, 양릉천, 태충, 풍륭, 태연, 태백 혈들에 각각 누르기를 더한다. 그리고 가슴이 아플 때는 대추, 대릉 혈들에, 옆구리가 아플 때는 비유, 위유, 거궐, 장문, 기문, 대돈 혈들에, 가래가 잘 나오지 않을 때는 천돌혈에, 목안에 이물감이 있을 때는 천돌, 인영, 예풍 혈들에 각각 누르기를 더 한다. 환자 자신이 가슴을 쓰다듬고 천돌, 합곡, 소상 혈들을 문지르면서 누르도록 한다.

3. 발바닥 수법치료

두 번재, 세 번째, 네 번째 발가락의 근부와 발바닥 가운데에 있는 신장, 그 뒤에 연결된 수뇨관, 방광 반사구들에 누르며 문지르기를 한다.

06 심장신경증

1. 치료원칙

심장신경증은 주로 부정적 정서로 오는 고등신경활동의 장애, 뇌하수체, 신상선 등 내분비선의 기능장애로 온다. 한의학에서 음혈부족으로 심장의 영양이 장애되고 허화가 거슬러 오르게 될 때, 음사가 정체되거나 어혈이 생겨 심맥이 막히면 심양이 손상될때 생긴다고 본다.

수법치료는 심맥을 소통시키고 심양을 돋구어 주며 정신을 안정시키는 원칙에서 한다.

2. 치료방법

먼저 환자가 반듯이 누운 자세에서 심장부위와 흉골부위에 여러 손가락으로 쓰다듬기와 비비기를 하고 왼쪽의 주영, 유근 혈들과 단중혈에 엄지손가락으로 떨며 누르기를 한다. 그리고 배에 손바닥으로 쓰다듬기와 주무르기를 하고 거궐, 중완, 천추, 기해, 내관, 신문, 족삼리, 삼음교 혈들에 엄지손가락으로 문지르며 누르기를 한다. 다음으로 환자가 엎드려 누운 자세에서 어깨와 독맥, 방광경1측선에 두 손가락으로 쓰다듬기와 비비기를 하고 심유, 격유, 간유, 천종 혈들에 떨며 누르기를 한다. 그리고 왼쪽의 제1~3흉추의 협척 혈들에 엄지손가락으로 누르며 문지르기를 하고 대추혈 부위와 양쪽 견갑골 사이에 주먹으로 두드리기를 한다.

가슴이 두근거림이 심할 때는 심유, 내관 혈들에 누르며 문지르기를 더하고 맥박이 느릴 때는 심장부위에 새끼 손가락 모서리로 두드리기를 가볍게 하며 잠을 잘 자지 못할 때는 머리 위에 열손가락으로 훑기를 하고 백회, 뇌호, 풍지 혈들에 엄지손가락으로 문지르며 누르기를 한다.

환자자신이 왼쪽가슴을 쓰다듬고 단중, 내관, 족삼리 혈들을 문지르면서 누르도록 한다.

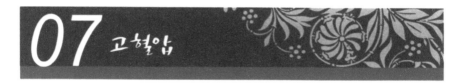

07 고혈압

1. 치료원칙

고혈압은 지나친 정신긴장과 부정적 정서, 신장 내분비선 인자, 대사성 인자, 신경성 인자 등이 상호 관계되어 그 밖에 짠 음식, 술, 담배 등에 관계되어 생기며(원발성) 신장질병, 내분비질병, 신경성질병, 심장혈관성

질병에 의해서도 생긴다(속발성). 이 모든 경우에 공통적으로 작용하는 인자는 신경기능의 장애, 혈관기능의 장애이며 그 기본요인은 정신적, 육체적 평형의 파탄이라고 볼 수 있다. 한의학에서는 몸안에서의 음양의 편승, 편쇠로 설명하는 바 즉 신음허쇠, 간양상승의 음허양항에 의하여 생긴다고 본다. 수법치료는 간, 신을 다스려 음양을 조화시키며 근육과 혈관의 긴장을 풀고 기혈의 순행을 순조롭게 하는 원칙에서 한다. 만일 뇌출혈 직후이거나 그 예고증상이 있을 때, 동맥이나 심근의 경화증상이 심할 때는 수법치료를 하지 말아야 한다.

2. 치료방법

먼저 환자가 반듯이 누운 자세에서 팔과 다리에 주무르기를 하고 발가락 끝과 손가락 끝에 엄지와 검지 손가락으로 마주비비기를 하며 곡지, 내관, 신문, 족삼리, 삼음교, 태충 혈들에 누르기를 한다. 그리고 배에 주무르기를 하고 중완, 기해, 관원 혈들에 엄지 손가락으로 누르기를 하며 태양혈부터 풍지혈 까지 옆머리에 엄지손가락으로 밀기를 하고 태양, 인당, 백회혈 들에 엄지 손가락으로 누르기를 한다.

다음으로 환자가 엎드려 누운 자세에서 어깨와 잔등에 양손바닥으로 밀기를 내려하고(사법) 방광경을 따라 여러 손가락으로 퉁기기를 한다. 그리고 대추혈부터 요유혈 까지 잔등꾸미기를 내려하고(사법) 격유, 간유, 신유 혈들에 누르기를 한다. 또한 위중혈부터 발 뒤축까지 다리 뒤쪽면에 손바닥으로 밀며 주무르기를 내려 하고 용천혈에 주먹으로 치기를 수십번하며 발바닥에 겹친 손뒤축으로 누르기를 힘있게 한다.

마지막으로 환자가 앉은 자세에서 풍지, 예풍, 혈들에 엄지손가락으로 문지르며 누르기를 하고 흉쇄 유양근에 엄지와 검지손가락으로 마주비비기를 하며 승모근과 견정혈(담경)에 주무르기를 한다. 그리고 머리위에 열손가락으로 훑기를 한다.

환자자신이 한쪽의 엄지와 검지 손가락으로 다른 쪽의 다섯개 손가락을 모두 하나씩 차례로 내려가면서 비비고(손을 바꾸어 양쪽을 똑같이 한다) 발바닥에서 용천혈을 엄지손가락으로, 그 주변을 손뒤축으로 여러번 누른다. 그리고 눈썹의 바깥끝에서부터 옆머리카락의 경계선을 따라 뒤머리카락의 경계선까지(사죽공→태양→각손→풍지) 손 뒤축으로 여러번 밀고 목덜미를 손바닥으로 여러번 주무르며 귀바퀴 뒤에 세로로된 선을 엄지와 검지손가락으로 여러번 주무르도록 한다.

3. 발바닥 수법치료

발뒤축의 실면혈과 엄지발가락의 가운데에 있는 강압점에 누르며 문지르기를 한다.

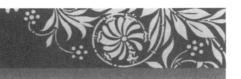

08 저혈압

1. 치료원칙

저혈압은 선천성이 아니라면 주로 출혈, 쇼크, 만성 소모성 질병등 여러 가지 원인으로 몸에서 혈액의 절대량이 모자라거나 심장이 내뿜는 피가 적어서 혈관내압이 약화된 결과에 생긴다. 한의학에서는 심, 비, 신 3개 장의 기능이 장애되어 기혈이 허하고 그 순행이 장애되기 때문에 생긴다고 본다.

수법치료는 5장의 정기를 보하고 혈맥이 잘 순행되도록 하는 원칙에서 한다.

2. 치료방법

먼저 환자가 반듯이 누운 자세에서 팔과 다리에 끝에서 올라 가면서 손바닥으로 밀며 주무르기를 하고 양 손바닥으로 마주비비기를 하며 양지, 대릉, 태연, 내관, 곡택, 조해, 태계, 삼음교, 음릉천, 족삼리 혈들에 엄지손가락으로 문지르며 누르기를 한다. 그리고 배에 손바닥으로 쓰다듬기를 하고 양문, 천추, 대거, 귀래, 중완, 기해, 관원 혈들에 엄지손가락으로 문지르며 누르기를 한다.

다음으로 환자가 엎드려 누운 자세에서 잔등에 쓰다듬기를 하고 요유혈부터 대추혈까지 그리고 그 양쪽의 근육에 올라 가면서 잔등꾸미기를 하고 신주, 명문, 심유, 간유, 비유, 신유 혈들에 엄지손가락으로 문지르며 누르기를 한다. 마지막으로 혈압점(제6경추 극상돌기의 옆으로 2치)과 제10~12흉추의 협척혈들에 엄지손가락으로 문지르며 누르기를 한다. 환자 자신이 코끝(소료혈)을 집어늘이고 명치아래(중완혈)를 집어 늘이도록 한다.

3. 발바닥 수법치료

용천혈, 엄지발가락 뒤에 있는 심장 반사구, 발바닥의 가운데에 있는 신장, 부신 반사구들에 누르며 문지르기를 한다.

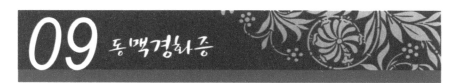

09 동맥경화증

1. 치료원칙

동맥경화증은 고지혈증, 고혈압, 비만, 담배 기타 원인으로 동맥벽이 두터워지고 굳어지면서 탄력성이 낮아진 탓으로 생긴다. 한의학에서는 간기 가 몰려 간양이 편승할 때, 기혈이 허하거나 습담이 몰릴때, 풍한사가 경맥에 침습할 때에 몸안에서 기혈순행이 장애되기 때문에 생긴다고 본다.

수법치료는 동맥경화증의 중증화를 예방하기 위한 목적으로 경맥을 소통시키고 기혈이 잘 순행되게 하는 원칙에서 한다. 팔, 다리와 배에 대한 손쓰기는 중추방향으로 올라가면서 하여야 한다.

2. 치료방법

먼저 환자가 엎드려 누운 자세에서 목뒤, 어깨, 잔등에 손바닥으로 쓰다듬기와 비비기를 하고 새끼손가락 모서리로 두드리기를 한다. 그리고 백회, 풍지, 견정(담경), 견우, 격유, 간유, 담유, 신유, 비유 혈들에 엄지손가락으로 문지르며 누르기를 한다.

다음으로 환자가 반듯이 누운 자세에서 가슴과 배에 손바닥으로 쓰다듬기와 비비기를 하고 거궐, 중완, 천추, 기해 혈들에 문지르며 누르기를 한다. 그리고 팔과 다리에 손바닥으로 쓰다듬기와 비비기를 하고 곡지, 척택, 극문, 양구, 족삼리, 지기 혈들에 문지르며 누르기를 한다.

그밖에 손발이 저릴때, 귀울림(이명), 수면장애, 언어장애, 걷기장애, 높은 혈압 등이 있을 때는 해당한 증상에 대한 수법치료를 더 한다.

환자자신이 늘 온몸을 손바닥으로 쓰다듬고 비비며 문지르고 주무르도록 한다. 그리고 환자는 짠음식, 동물성기름, 술과 담배를 금하고 그 밖의 위험인자를 없애야 하며 냉수마찰을 비롯한 적당한 운동을 꾸준히 하는 것이 좋다.

10 부정맥

1. 치료원칙

부정맥은 하나의 증후로서 원인 질병이 뚜렷한 것도 있고 그렇지 못한 것도 있으며 따라서 병의 원인과 나타나는 증상도 복잡하다. 부정맥이 생기는 직접적인 원인은 심장의 흥분성이 고르지 못한 것 과 관련된다. 한의학에서는 부정맥을 결맥, 대맥, 질맥, 촉맥,등으로 나누고 그 원인도 복잡하게 설명하고 있으나 종합적 원인은 음양의 평형파탄 및 정기(원기, 5장의 기)의 손상, 그리고 혈맥순행의 장애에 있다고 본다.

수법치료는 음양을 조절하고 정기를 돋구며 혈맥이 잘 순행되게 하는 원칙에서 한다. 손쓰기에서 주의할 것은 자극을 세게 주지 않도록 하는 것이다.

2. 치료방법

먼저 환자가 반듯이 누운 자세에서 팔과 다리에 손바닥으로 쓰다듬기를 가볍게 하고 내관, 신문, 열결, 족삼리, 양릉천, 삼음교, 태계 혈들에 엄지손가락으로 누르기를 한다. 그리고 가슴과 배에 양손바닥으로 쓰다듬기를 하고 단중, 거궐, 기해, 관원 혈들에 엄지손가락으로 문지르며 누르기를 한다. 다음으로 환자가 엎드려 누운 자세에서 잔등과 허리에 손바닥으로 쓰다듬기를 하고 제1~5흉추의 협척혈 들과 궐음유, 심유, 신주, 도도, 지양 혈들에 엄지손가락으로 문지르며 누르기를 한다.

발작성 빈맥때는 먼저 환자가 반듯이 누운 자세에서 두눈을 감게 하고 양쪽 눈알에 양쪽 엄지손가락으로 누르기를 약 20초 동안 가볍게 한다. 그리고 양쪽 인영혈을 한손의 엄지와 검지손가락으로 마주잡고 누르기를 오른쪽과 왼쪽에 각각 약 15초씩 하고 극문, 내관 혈들에 엄지손가락으로 문지르며 누르기를 한다. 다음으로 환자가 엎드려 누운 자세에서 목과 잔등에 손바닥으로 쓰다듬기를 하고 제6~8흉추의 협척혈 들과 신주, 심유 혈들에 엄지손가락으로 문지르며 누르기를 한다.

환자자신이 두손을 머리위로 쳐들고 왼손으로 오른손을 주무르고 머리와 목을 쓰다듬으며 내관, 단중, 거궐 혈들을 문지르면서 누르도록 한다.

11 협심증

1. 치료원칙

협심증은 관상동맥의 경화로 심근에 흐르는 혈액이 부족하거나 또는 심근자체의 혈액 수요가 갑자기 높아지는데 상응하게 혈액순환이 따라

서지 못하여 심근에 산소 기아상태가 조성될 때 생긴다. 한의학에서는 심맥의 기혈순행이 장애되고 어혈 혹은 담음에 의하여 맥락이 막힐 때 생긴다고 본다.

수법치료는 심맥을 소통시켜 기혈 순행이 잘 되게 하고 어혈을 풀며 담음을 삭이는 원칙에서 한다.

2. 치료방법

먼저 환자가 반듯이 누운 자세에서 심장부위에 손바닥으로 비비기와 주무르기를 충분히 하고 양쪽 젖가슴부위로부터 가슴 위쪽을 거쳐 어깨와 팔의 안쪽면을 따라 손목까지 내려가면서 손바닥으로 밀기를 한다. 그리고 단중, 거궐, 지구, 사양락, 극문, 내관, 신문 혈들에 엄지손가락으로 문지르며 누르기를 한다.

다음으로 환자가 엎드려 누운 자세에서 잔등에 양손바닥으로 쓰다듬기를 하고 심유, 격유, 신주, 대추 혈들에 엄지손가락으로 누르기를 한다. 발작이 심할 때는 제7흉추의 오른쪽 협척혈에 손바닥을 대고 손등에 주먹으로 치기를 하며 제10흉추의 협척혈에 양 엄지손가락으로 누르기를 한다.

환자자신 혹은 가족과 곁에 있는 사람이 먼저 지구혈을 엄지손가락의 손톱으로 힘있게 찌르고 단중혈을 엄지손가락으로 문지른다. 급할 때는 제7흉추의 오른쪽 협척혈, 격유혈 부위에 손바닥을 대고 손등을 주먹으로 치거나 제10흉추의 양쪽 협척혈을 양 엄지손가락으로 누르도록 한다.

12 뇌빈혈이 올때

환자를 반듯이 눕혀놓고 머리를 낮추어준 다음 인중, 내관, 신문, 족삼리, 천주, 기해, 제5~6경추, 제11~12흉추의 협척혈들에 엄지손가락으로 누르며 문지르기를 한다.

13 어지럼이 생길 때

환자를 앉혀놓고 머리뒤와 목덜미, 어깨에 여러 손가락으로 문지르기와 주무르기를 하고 백회, 풍부, 솔곡, 완골(담경), 외관, 족삼리, 해계, 협계 혈들에 엄지손가락으로 문지르며 누르기를 한다.

14 위통

1. 치료원칙

위통은 위 및 십이지장의 질병 때 나타나는 증상이다. 주로 위 및 십이지장의 궤양, 위염, 위신경증 등에 의하여 생긴다. 한의학에서는 한사, 서사의 침입이나 음식을 잘못 먹은 것이 중초에서 습열로 화하는 것, 또는 기혈부족, 기체, 어혈 등에 의하여 생긴다고 본다.

수법치료는 위통이 심할 때 먼저 아픔을 멈추로 그 바탕에 깔려 있는 위병을 치료하는데 비위를 잘 조화시키고 염증을 없애며 아픔을 멈추는 원칙에서 한다. 만일 위출혈 직후이거나 그 위험증상이 있을 때는 수법치료를 하지 말아야 하며 급성위통이 아니라면 식후 2시간이 지나서 수법치료를 하여야 한다.

2. 치료방법

위통이 심할 때는 그것부터 멈추기 위하여 환자가 반듯이 누운 자세에서 먼저 왼쪽의 내관과 족삼리 두혈에 동시에 양쪽 엄지손가락으로 누르며 문지르기를 하고 오른쪽도 그렇게 한다.

위통이 일정한 정도록 멎으면 늑궁을 따라 옆으로 나가면서 양쪽 엄지

손가락으로 갈라밀기를 하고 명치 끝부위에 손바닥으로 비비기와 쓰다
듬기를 하며 중완, 양문, 기해, 천추 혈들에 엄지손가락으로 문지르며 누
르기를 한다.

다음으로 환자가 엎드려 누운 자세에서 잔등과 허리에 독맥과 방광경
양측선을 따라 양손바닥으로 쓰다듬기와 비비기를 하고 제8~12흉추에
떨며 누르기를 한다. 그리고 독맥의 요유혈부터 대추혈까지 방광경의 백
환유 부터 대저혈까지 피부가 붉어지고 땀이 날 때까지 잔등꾸미기를 여
러번 한다. 만일 위통이 완전히 멎지 않았다면 처음에 한대로 내관, 족삼
리 혈들에 누르며 문지르기를 다시 하여 진통효과를 현저히 한다.

환자자신이 명치끝에서 배꼽까지 내려가면서, 그리고 양쪽 늑궁을 따
라 옆으로 배를 손바닥으로 밀고 문지른 다음 중완, 내관, 족삼리, 삼음교
혈들을 손가락으로 누르도록 한다.

3. 발바닥 수법치료

두번째 발가락에 비비기를 하고 두 번째 발가락의 발톱뒤에 있는 여태
혈과 발바닥의 중간안쪽 옆에 있는 위 반사구에 누르며 문지르기를 한
다.

15 위경련

1. 치료원칙

위경련은 중추성에 의하여 또는 위나 다른 장기의 기질적 질병의 반사적 자극과 신경, 정신적 요인 등에 의하여 미주신경이 과긴장 되면서 위의 긴장도가 발작적으로 심해지기 때문에 생긴다. 한의학에서는 외감이나 내상으로 위를 상했을 때, 배안에 열이나 어혈이 뭉쳐있을 때에 경맥순행이 실조되면서 기혈이 거슬러 흩어지기 때문에 생긴다고 본다.

수법치료는 비위를 건전하게 하고 기혈순행이 순조롭게 되도록 하는 원칙에서 한다.

2. 치료방법

먼저 환자가 반듯이 누운 자세에서 배위에 손바닥으로 쓰다듬기와 비비기를 하고 거궐, 중완, 양문 혈들에 숨을 내쉴때에 맞추어 엄지손가락으로 떨며 누르기를 한다. 그리고 양구, 족삼리, 내정 혈들에 엄지손가락으로 문지르며 누르기를 한다.

다음으로 환자가 엎드려 누운 자세에서 잔등에 손바닥으로 쓰다듬기를 하고 격유, 비유, 위유, 지양, 위창 혈들에 엄지손가락으로 누르기를 한다.

간장에 증상이 있으면 양릉천, 태충 혈들에 신경에 증상이 있으면 내관, 노궁 혈들에 엄지손가락으로 누르기를 한다.

환자자신이 중완, 양구, 족삼리 혈들을 문지르면서 누르도록 한다. 환자는 신경쇠약증이나 위장질병이 있으면 제때에 치료하여야 하며 운동을 꾸준히 하여야 한다.

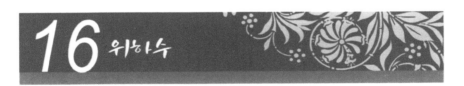

16 위하수

1. 치료원칙

위하수는 몸이 허약하고 복벽의 긴장성이 풀리는 경우, 인접장기의 질병이 위에 반사적으로 작용하는 경우에 생긴다. 한의학에서는 비위가 허약하고 중기(중초의 정기)가 아래로 가라앉아서 생긴다고 본다.

수법치료는 비위를 보하고 중기를 끌어올리는 원칙에서 한다.

2. 치료방법

먼저 환자가 무릎을 세우고 반듯이 누운 자세에서(엉치부위에 벼개를 고이면 좋다) 배의 임맥과 그 양쪽 근육에 주무르기와 집어 퉁기기를 하고 아래로부터 위로 올려 손바닥 모서리로 떨며 밀기를 한다. 그리고 중완, 건리, 위상, 기해, 관원, 족삼리 혈들에 엄지손가락으로 누르기를 한다.

다음으로 환자가 엎드려 누운 자세에서 잔등에서 독맥과 그 양쪽 근육에 굴리기와 집어 퉁기기를 하고 백회, 신주, 간유, 비유, 위유, 격관, 황문 혈들에 엄지손가락으로 문지르며 누르기를 한다.

환자자신이 늘 배의 근육을 주무르고 중완, 천추, 족삼리 혈들을 누르며 반듯이 누워서 양쪽다리를 들어올렸다가 일어나 앉는 운동을 하도록 한다.

3. 발바닥 수법치료

두 번째와 세 번째 발가락에 주무르기와 비비기를 하고 발바닥의 중간 안쪽 옆에 있는 위반사구에 누르며 문지르기를 한다.

17 만성장염 (급성장염)

1. 치료원칙

만성장염은 주로 급성장염을 잘 치료하지 않았을 때 생기며 화학적 물질, 자기감염, 조잡한 식사 등에 의하여 만성적 자극을 받았을때에도 생긴다. 한의학에서는 정기가 허하고 습열이 몰려있는데 불합리한 식사 방법이나 외사를 받아서 생긴다고 본다.

수법치료는 장을 조화시키고 비위를 건전하게 하는 원칙에서 한다.

2. 치료방법

먼저 환자가 반듯이 누운 자세에서 배에 손바닥으로 쓰다듬기를 하고 배꼽을 중심으로 소장부위에 양손가락 끝으로 두드리기를 하며 회맹부로부터 왼쪽 서혜부 까지 대장의 주행을 따라 겹쳐 얹은 손바닥으로 타래모양 비비기를 한다. 그리고 명치끝부터 불두덩까지 임맥과 양쪽 위경에 겹쳐 얹은 손바닥으로 힘을주어 누르기를 하고 중완, 천추, 기해, 관원, 족삼리, 삼음교 혈들에 엄지손가락으로 문지르며 누르기를 한다.

다음으로 환자가 엎드려 누운 자세에서 독맥과 방광경 1측선을 중심으로 잔등과 허리에 손바닥으로 쓰다듬기를 하고 명문, 비유, 삼초유, 신유, 대장유, 관원유, 소장유 혈들에 엄지손가락으로 누르기를 한다. 마지막

으로 요유혈부터 대추혈까지 올라 가면서 독맥과 방광경에 잔등 꾸미기
를 세게 한다.

열이 날 때는 대추, 합곡, 곡지, 내정 혈들에 엄지손가락으로 문지르며
누르기를 하고 한랭이 심할 때는 배꼽을 중심으로 여러 손가락으로 고리
모양 비비기를 한다. 급성장염 일때는 수법치료와 함께 반드시 해당한
약물치료를 하여야한다.

환자자신이 배꼽을 중심으로 배를 비비고 천추, 관원, 족삼리, 삼음교
혈들을 문지르며 누르도록 한다.

3. 발바닥 수법치료

발바닥 뒤 부위에 있는 소장, 결장 반사구들에 누르며 문지르기를 한다.

18 장 폐쇄증

1. 치료원칙

장 폐쇄증은 배안의 이물, 대변(분석). 회충, 종물, 장의 유착혹은 중첩, 기형등의 기계적 작용과 그리고 장 마비, 장 경련 등의 신경기능장애에 의하여 생긴다. 한의학에서는 음식과, 칠정내상등으로 비와 장이 허손되고 배안에 수습이 몰려 열이 성하면서 기혈순행이 장애될때, 그리고 회충덩어리 등이 장안에 있을 때 생긴다고 본다.

수법치료는 수술치료 대상이 아닌 장폐쇄증 즉 헛배부르기가 심하지 않고 복막자극이 없는 증상이 장중첩, 장유착, 회충성장폐쇄증을 대상으로 하여 뭉친 것을 풀고 대소장의 기혈순행이 잘되게 하는 원칙에서 한다.

2. 치료방법

환자가 무릎을 세우고 반듯이 누운 자세에서 양 손바닥을 배에 유연하고도 힘있게 밀착시켜 대고 먼저 시계바늘이 도는 방향 혹은 그 반대 방향으로 잠깐씩 누르며 비비기를 시험적으로 한다. 그리고 환자가 편안하고 받아 들일 수 있다고 느껴지는 방향으로 누르며 비비기를 계속한다.

만일 아픔이 더 해지면 바로 방향을 바꾸어 진행한다. 증상이 완화되기 시작하면 주무르기와 밀기를 배합하여 진행 한다.왼쪽 또는 오른쪽 모로 누운 자세로 체위를 여러번 바꾸면서 위와같이 손쓰기를 진행한다.(체위를 여러번 바꾸는 것이 장이 제자리에 돌아 가게 하는데 유리한 조건으로 된다) 다음으로 환자가 반듯이 누운 자세에서 천추, 관원, 상거허, 하거허 혈들에 엄지손가락으로 떨며 누르기를 한다. 토하는 증상이 있을때는 내관, 족삼리혈 등에 변비가 있을 때는 대장유혈에 엄지손가락으로 누르며 문지르기를 한다.

   이와함께 생강이나, 굵은 소금을 볶아서 천에 싸가지고 배의 아픈 부위에 더운찜질을 하는 것이 좋다. 장중첩증일 때는 먼저 배 전반에 손바닥으로 비비기를 가볍게 한다음 종양을 감싸쥐고 주무르기와 문지르기를 한다. 중첩정도에 따라서 상행결장의 오른쪽 간만 곡부이전까지인 경우에는 아래쪽으로 내려 훑어밀기를 하고 횡행결장의 중간부이전까지인 경우에는 처음에 오른쪽 위쪽방향으로 올려 밀고 다음에 아래방향으로 내려 가면서 훑어 밀기를 하며 횡행결장의 왼쪽 비장 만곡부 이전까지인 경우에는 종물의 앞부분에서부터 전길이에 걸쳐 주무르기와 문지르기를 계속 인내성 있게 반복한다.   그리고 종양이 회맹부에서만 달걀크기로 만져지는 경우에(회맹 부계제 중첩)는 시계바늘이 도는 방향과 반대방향으로 주무르기와 문지르기를 반복하면서 부분적으로 중첩을 해제한 다음 종양의 바로 위에 복벽 압박띠를 고정해준다. 만일 중첩상태를 해제한 다음 얼마 있다가 재중첩되었거나 그런 우려가 있는 경우에는 회맹부에 압박띠를 고정해둔다.

19 소화불량

1. 치료원칙

소화불량은 발효성 소화불량, 저산 혹은 무산성 위염, 소대장염 등으로 위장관에 가스가 너무 많이 생겼을 때, 심장, 혈관, 간, 췌장, 복박 등의 질병으로 가스 흡수가 잘 안될 때, 장관의 협착, 폐쇄 또는 변비, 급성위확장 등으로 가스 배출이 잘 안될 때에 생긴다. 한의학에서는 칠정내상, 음식내상 등으로 간, 비가 손상되어 기혈이 맺히고 수습운화가 잘안될 때, 중기가 아래로 가라앉아 기의 승강기능이 실조되었을 때 생긴다고 본다.

수법치료는 비위를 건전하게 하고 대소장을 조화시키며 중기를 끌어올리는 원칙에서 한다.

2. 치료방법

먼저 환자가 무릎을 세우고 반듯이 누운 자세에서 거궐혈을 중심으로 배위에 여러 손가락으로 작은 고리모양(시계바늘이 도는 방향)의 비비기와 쓰다듬기를 하고 대장의 주행을 따라 배에 손바닥으로 큰 고리모양(시계바늘이 도는 방향)의 비비기와 쓰다듬기를 열감이 날 때까지 충분히 한다. 그리고 중완, 수분, 천추, 기해, 관원 혈들에 엄지손가락으로 문지르며 누르기를 하고 수삼리, 합곡, 족삼리, 삼음교, 내정 혈들에 엄지손가락으로 누르기를 한다.

다음으로 환자가 엎드려 누운 자세에서 잔등과 허리에 두손바닥으로 쓰다듬기와 비비기를 하고 제5흉추~제4요추의 협척혈들, 중추, 심유, 담유, 비유, 위유, 대장유 혈들에 엄지손가락으로 문지르며 누르기를 한다.

환자자신이 배를 시계바늘이 도는 방향으로 쓰다듬고 중완, 천추, 족삼리 혈들을 누르도록 한다. 환자는 과식하지 말며 늘 손·발과 배를 차지 않게 하여야 한다.

3. 발바닥 수법치료

세 번째 발가락에 비비기를 하고 발바닥 가운데의 안쪽에 있는 위, 발 뒤축에 있는 소장, 대장 반사구들에 누르며 문지르기를 한다.

20 식욕부진

1. 치료원칙

식욕부진은 소화기 질병을 비롯한 여러 가지 질병때, 그리고 정신적 긴장 및 육체적 피로 때에 흔히 나타나는 증상으로 직접적으로는 소화액

분비장애, 위장 운동장애 등에 의하여 생긴다. 한의학에서는 체기를 받았거나 위기(위의 정기)가 허할 때, 습이나 담이 중초에 몰릴 때에 비위의 운화기능이 장애 되어 생긴다고 본다.

수법치료는 비위를 건전하게 하여 위기를 돋구어주고 원기를 보하는 원칙에서 한다.

2. 치료방법

먼저 환자가 반듯이 누운 자세에서 배위를 중심으로 배에 손바닥으로 쓰다듬기와 비비기를 하고 중완, 황유, 대거, 양구, 족삼리, 삼음교, 태충 혈들에 엄지손가락으로 문지르며 누르기를 한다.

다음으로 환자가 엎드려 누운 자세에서 잔등과 허리에 손바닥으로 쓰다듬기를 하고 잔등꾸미기 또는 큰 굴리기를 하며 간유, 비유, 위유, 대장유 혈들에 엄지손가락으로 누르며 문지르기를 한다.

입맛이 늘 없을 때는 관원, 신유 혈들에 엄지손가락으로 문지르며 누르기를 더 하고 설사로 입맛이 없을 때는 장강혈에 가운데 손가락으로 누르기를 더한다. 환자자신이 배를 쓰다듬고 천돌, 중완, 족삼리 혈들을 누르도록 한다.

3. 발바닥 수법치료

두 번째 및 세 번째 발가락에 비비기를 하고 발 바닥 가운데에 있는 용천, 그 안쪽에 있는 위반사구에 누르며 문지르기를 한다.

1. 치료원칙

구토는 온몸유기체의 반응에 의하여 중추성으로 생기거나 소화기관의 질병과 협착, 과식, 유독성물질의 삼키기등에 의하여 말초성 으로 생기며 그밖에, 부인병, 눈병 때에도 생길 수 있다. 한의학에서는 풍, 한, 서, 습의 사기가 위를 침범 했거나 음식을 잘못 먹었을때, 정서불화로 간기가 위를 횡역(목, 금, 토로 침범)했을 때, 그리고 비위가 허약할 때에 위기가 거슬러 오르기 때문에 생긴다고 본다.

수법치료는 비위를 조화시키고 위기를 순조롭게 하는 원칙에서 한다. 만일 소화관 협착, 과식, 유독성물질의 삼키기등으로 토하는 증상이 생길 때는 그것을 제지시키지 말아야 한다

2. 치료방법

먼저 환자가 앉은 자세에서 잔등에 손바닥으로 쓰다듬기를 하고 귀방울 아래부위로부터 앞목 사이. 어깨뼈 아래 모서리 부위로 부터 허리 사이의 척추 양옆에 손바닥이나 여러 손가락으로 쓰다듬기와 비비기를 한다.

다음으로 환자가 반듯이 누운 자세에서 배에 손바닥으로 쓰다듬기를 하고 천용, 기사, 거궐, 불용, 중완혈 들에 엄지손가락으로 누르며 문지르

기를 한다. 그리고 내관, 족삼리, 여태, 이내정 혈들에 엄지손가락으로 누르기를 한다.

환자자신이 메스거울 때 천용, 기사 두혈을 엄지와 검지손가락으로(엄지손가락으로 기사를, 검지손가락으로 천용을) 문지르며 누르도록 한다.

3. 발바닥 수법치료

두 번째 발가락 근처에 있는 제2여태혈(이내정), 발바닥 안쪽에 있는 용천에 누르며 문지르기를 한다.

22 설사

1. 치료원칙

설사는 주로 위장의 소화, 흡수 기능의 장애와 관련되는 증상이지만 그 원인은 매우 많다. 소화기관의 중독, 감염, 결핵, 궤양, 염증 등에 합병 되어 생기는 설사도 있다. 여기서는 음식을 잘못 먹었거나 한랭 혹은 만성적인 소화불량 등으로 생긴 이른바 단순설사를 취급하기로 한다. 한의학에서는 주로 비위의 허약과 신양의 허손에 의하여 수습이 장안에 머물러 있기 때문에 생긴다고 본다.

수법치료는 비위를 보하고 신양을 돋구어 주며 수습을 없애는 원칙에서 한다.

2. 치료방법

먼저 환자가 반듯이 누운 자세에서 배꼽을 중심으로 그 주변에 손바닥으로 쓰다듬기를 하고 대장의 주행을 따라 손바닥으로 비비기를 한다. 그리고 중완, 수분, 천추, 대거, 관원, 족삼리 혈들에 엄지 손가락으로 문지르며 누르기를 한다. 다음으로 환자가 엎드려 누은 자세에서 잔등과 허리에 손바닥으로 쓰다듬기를 하고 요유혈부터 대추혈까지 올라 가면서 주무르며 꾸미기를 한다. 그리고 비유, 위유, 삼초유, 대장유, 명문, 신유 혈들에 엄지손가락으로 누르기를 한다.

환자자신이 손바닥으로 배꼽 부위를 열감이 나도록 비비고 시계바늘이 도는 방향에 일치하게 배를 비빈 다음 중완, 천추, 족삼리 혈들을 누르도록 한다.

3. 발바닥 수법치료

왼쪽발의 하행결장, 횡행결장 반사구들에 순서대로 누르며 문지르기를 한다.

23 변비

1. 치료원칙

변비는 장의 기질적 변화와 식물 신경 계통 이상, 정신적 영향 등 기능적 변화, 그리고 중추 신경 계통 질병, 내분비 이상 등에 의하여 생긴다. 직접적인 원인은 음식물관계, 정신 신경관계, 생활습성, 신체허약 등에 의하여 장의 절대적 또는 상대적 윤동운동이 부족한 것이다. 한의학에서는 위장에 열이 성하거나 허혈로 진액이 부족할 때, 간기가 울체되거나 비기가 허하여 대장의 전도기능이 장애될때, 그밖에 양기가 허하고 음한이 성하여 기가 막혔을 때 생긴다고 본다.

수법치료는 비위의 소화기능과 진액 생성기능을 높여 주면서 대장의 전도기능을 높이고 원기를 돋구어주는 원칙에서 한다.

2. 치료방법

먼저 환자가 반듯이 누운 자세에서 배위부터 아래배까지 손바닥으로 쓰다듬기를 하고 중완, 천추, 관원, 족삼리, 지구혈들에 엄지손가락으로 누르기를 한다. 그리고 결장 주행 방향(시계바늘이 도는 방향)에 일치하게 작은 손바닥볼로 타래모양 비비기를 하고 대횡, 통변, 복결, 부사의 순서로 혈들에 여러 손가락으로 떨며 누르기를 한다. 또한 하행결장에 손모서리나 손뒤축으로 밀기를 내려 하면서 굳은 덩어리가 있는 곳에서는 문지르기, 튕기기를 배합하여 진행한다. 다음으로 환자가 엎드려 누운 자세에서 요천부와 천골부에 손바닥으로 비비기와 밀기를 하고 팔료혈 부위에 주먹으로 두드리기를 하며 간유, 비유, 위유, 대장유 혈들에 엄지손가락으로 문지르며 누르기를 한다. 환자자신이 아래배를 손바닥으로 돌려 비비고 왼쪽 아래배를 문지르면서 주무른 다음 천추, 족삼리, 지구, 조해혈들을 손가락으로 누르도록 한다.

3. 발바닥 수법치료

오른쪽발의 상행결장, 횡행결장, 왼쪽발의 횡행결장, 하행결장, S상결장, 직장 반사구에 누르며 문지르기를 한다. 보통 변비때는 대장 반사구에, 습관성 변비때는 S상결장 반사구에, 외맹부가 약하여 생긴 변비때는 상행결장 반사구에, 치질에 의히여 생긴 변비때는 항문 반사구에 중점적으로 자극을 준다.

24 만성간염

1. 치료원칙

만성간염은 급성간염 혹은 중독성간염의 만성화, 여러 가지 만성질병, 그리고 영양장애, 대사장애, 자기면역장애 등에 의하여 생긴다. 한의학에서는 외감이나 간기울결, 어혈, 간음부족 등 내상으로 담경의 기능이 장애되고 간의 혈맥이 잘 영양받지 못하여 생긴다고 본다.

수법치료는 간음을 보하고 간기가 잘 흩어지게 하며 어혈을 풀고 간맥을 소통시키는 원칙에서 한다.

2. 치료방법

먼저 환자가 왼쪽 옆로 누운 자세에서 오른쪽 옆구리에 손바닥으로 비비기를 하고 오른쪽의 장문, 기문, 양릉천, 족삼리 혈들에 엄지손가락으로 문지르며 누르기를 한다.

다음으로 환자가 엎드려 누운 자세에서 오른쪽 옆구리를 중심으로 어깨와 잔등, 허리에 손바닥으로 타래 모양 비비기와 주무르기를 하고 어깨와 잔등의 근육들에 튕기기를 하며 격유, 간유, 담유 혈들에 엄지손가락으로 문지르며 누르기를 한다.

그다음으로 환자가 반듯이 누운 자세에서 양쪽 늑골궁을 따라 엄지손가락으로 갈라밀기를 보법으로 하고 중완, 수분, 삼음교, 태충 혈들에 엄지손가락으로 문지르며 누르기를 한다. 마지막으로 배위와 오른쪽 옆구리에 손바닥으로 쓰다듬기를 가볍게 한다.

환자자신이 오른쪽 옆구리를 손바닥으로 쓰다듬고 늑궁아래기슭의 피부를 앞에서부터 옆으로 나가며 주무른 다음 장문, 중완, 족삼리, 태충 혈들을 누르도록 한다.

3. 발바닥 수법치료

오른쪽발의 앞가운데에 있는 간 반사구, 양쪽 발의 중간안쪽옆에 있는 위반사구에 누르며 문지르기를 한다.

25 담낭담도염

1. 치료원칙

담낭담도염은 담낭과 담도의 기능장애와 상행성 혹은 혈냉성 세균감염에 의한 쓸개즙의 울체, 그리고 담석이나 담도내 회충 등에 의하여 생긴다.

한의학에서는 한사가 침범하고 비의 운화기능이 장애되어 한습이 담에 몰릴 때 생긴다고 본다.

수법치료는 담경의 경기를 소통시키고 염증을 없애며 비의 운화기능을 높여 한습을 내보내는 원칙에서 한다.

2. 치료방법

먼저 환자가 왼쪽 모로 누운 자세에서 오른쪽 옆구리에 손바닥으로 비비기와 주무르기를 하고 오른쪽 장문, 기문, 일월 혈들과 유발점에 엄지손가락으로 문지르며 누르기를 한다. 다음으로 환자가 엎드려 누운 자세에서 잔등에 양손바닥으로 타래모양비비기와 주무르기를 하고 격유, 간유, 담유, 비유, 위창 혈들에 엄지손가락으로 떨며 누르기를 한다.

그 다음으로 환자가 반듯이 누운 자세에서 양쪽 늑골궁을 따라 엄지손가락으로 갈라밀기를 보법으로 하고 수분, 천추, 삼양락, 양릉천, 담낭 (양릉천아래 1~2치) 혈들에 엄지손가락으로 누르며 문지르기를 한다.

환자자신이 자주 손바닥으로 오른쪽 옆구리를 쓰다듬고 유발점, 단중, 담낭 혈들을 누르도록 한다.

3. 발바닥 수법치료

오른쪽발의 발바닥 중간과 발잔등 중간에 있는 담낭반사구, 양쪽 발의 중간 안쪽 옆에 있는 위반사구들에 누르며 문지르기를 한다.

26 담석증 (담도 회충증 포함)

1. 치료원칙

담석증은 담즙울체, 담도감염, 물질대사(콜레스테롤) 장애, 회충잔사
등이 담석핵을 형성하는 원인으로 되어 생긴다. 한의학에서는 정서장애, 음
식부절(飮食不節)에 의한 내상과 외사의 침습으로 중초에 뭉쳐있는 한습 혹은
습열과 울체된 간담의 기가 한데 뭉쳐어 생긴다고 본다.

수법치료는 간담의 기를 소통시키고 중초와 위를 조화시키는 원칙에서
한다.

2. 치료방법

담석증이 발작할 때 먼저 아픔을 멈추기 위하여 환자가 반듯이 누운 자
세에서 오른쪽 담낭혈, 내관혈에 동시에 양쪽 엄지손가락으로 지속적인
누르기와 문지르기를 한다. 아픔이 멎은 다음에도 일정한 시간 자극을
주어 충분히 진통시킨다. 아픔이 멎지 않을 때는 오른쪽 일월, 제8~9흉추
의 협척 혈들에 엄지손가락으로 떨며 누르기를 더한다.

다음으로 담낭부위를 중심으로 오른쪽 가슴과 배위에 손바닥으로 쓰다
듬기와 비비기를 하고 상완, 중완, 양릉천, 족삼리, 행간 혈들에 엄지손가
락으로 떨며 누르기를 한다.

그다음으로 환자가 엎드려 누운 자세에서 어깨와 잔등에 내려가면서 양손바닥으로 밀기와 비비기를 하고 간유, 담유, 삼초유, 신유, 기해유, 대장유 혈들에 엄지손가락으로 누르기를 한다.

담도 회충증 때는 이밖에 영향, 사백, 인중 혈들에 엄지손가락으로 떨며 누르기를 하고 곡지, 족삼리, 영대 혈들에 엄지손가락으로 누르며 문지르기를 중점적으로 더해 준다.

환자자신이 담낭혈과 내관혈을 엄지손가락으로 누르고 담낭부위를 손바닥으로 비비도록 한다. 환자는 기름기가 많은 음식을 먹지 말아야 한다.

3. 발바닥 수법치료

오른쪽발의 발바닥중간과 발등중간에 있는 담낭, 양쪽 발바닥의 중간 안쪽에 있는 위, 발바닥 중간에 있는 신장, 그와 뒤로 연결된 수뇨관, 방광 반사구들에 누르며 문지르기를 한다.

27 췌장염

1. 치료원칙

췌장염은 담낭, 담도 질병, 위 및 십이지장 궤양, 췌장의 혈액순환장애, 대사장애, 알레르기, 외상 등에 의하여 생기며 기름을 많이 먹는 것에 의하여 유발될 수 있다. 한의학에서는 음식부절(飲食不節)로 비위가 손상되어 습열이 뭉칠 때, 간기울혈로 간기가 비위를 횡역할 때(옆으로 거슬러 침범한다는 뜻) 생긴다고 본다.

수법치료는 비위를 조화시키고 간기를 소통시키는 원칙에서 하는데 주로 만성기의 환자를 대상으로 한다.

2. 치료방법

먼저 환자가 반듯이 누운 자세에서 췌장부위를 중심으로 배에 손바닥으로 쓰다듬기와 문지르기를 하되 특히 종기가 만져질 때는 그 부위를 잘 문질러야 한다. 그리고 중완, 양문 혈들과 유발점에 엄지손가락으로 문지르며 누르기를 한다.

다음으로 팔과 다리의 안, 밖면에 손바닥으로 쓰다듬기를 하고 내관, 양릉천, 지기 혈들에 엄지손가락으로 누르기를 한다. 마지막으로 환자가

엎드려 누운 자세에서 잔등에 손바닥으로 쓰다듬기와 굴리기를 하고 제
5~12흉추의 협척혈 들과 위유(제8흉추극상돌기아래에서 옆으로 2치),
팔추하(제8흉추극상돌기아래) 혈들에 엄지손가락으로 누르기를 한다.

환자자신이 배위를 손바닥으로 쓰다듬고 중완, 양문(왼쪽) 혈들을 엄
지손가락으로 문지르면서 누르도록 한다. 환자는 술과 기름기가 많은 음식을
먹지 말고 급성기에는 췌장 보호식사를 하면서 안정치료를 받아야 한다.

3. 발바닥 수법치료

왼쪽 발바닥 중심에 있는 췌장, 그 앞에 있는 위, 발바닥의 뒤 부위에
있는 소장 반사구들에 누르며 문지르기를 한다.

28 장관유착이 생겼을때

환자로 하여금 무릎을 세우고 반듯이 눕게 하고 먼저 유착부위를 중심
으로 시계바늘이 도는 방향에 일치하게 배에 여러 손가락으로 고리모양
으로 누르며 비비기를 하며 쥐고 떨기를 가볍게 한다. 그리고 천추, 기해,
복결, 족삼리 혈들에 엄지손가락으로 누르기를 한다. 다음으로 환자를
엎드려 눕게 하고 요천부에 손바닥으로 쓰다듬기와 비비기를 하고 비유,
삼초유, 대장유 혈들에 엄지손가락으로 누르기를 한다.

29 신장결석

1. 치료원칙

신장결석은 일부 질병, 물질대사장애, 약물이나 음식물의 불합리한 섭취 등에 의하여 오줌속의 교질균형이 파탄되었을때, 염류들이 녹지 않고 가라 앉으면서 신석핵을 형성하기 때문에 생긴다. 한의학에서는 습열이 하초에 몰리여 오래 있으면 열이 오줌을 달여서 걸러지면서 돌로 굳어지기 때문에 생긴다고 본다. 수법치료는 음양을 조절하고 아픔을 멈추며 오줌이 잘 나가게 하는 원칙에서 한다.

2. 치료방법

먼저 환자가 엎드려 누운 자세에서 잔등과 허리에 두손바닥으로 쓰다듬기와 비비기를 하고 삼초유, 신유, 기해유, 지실 혈들과 허리의 유발점(제12늑골 아래부위)에 엄지 손가락으로 문지르며 누르기를 한다. 그리고 음곡, 태계, 곤륜 혈들에 엄지 손가락으로 누르기를 한다. 다음으로 환자가 무릎을 세우고 반듯이 누운자리에서 아래배에 손바닥으로 쓰다듬기를 하고 유발점과 대맥혈에 여러 손가락으로 문지르며 누르기를 한다. 그리고 다리의 안쪽면에 손바닥으로 쓰다듬기와 비비기를 하고 음릉천, 삼음교, 부류, 태계, 용천 혈들에 엄지손가락으로 누르며 문지르기를 한다.

3. 발바닥 수법치료

발바닥 안쪽에 있는 신장, 그뒤에 연결된 수뇨관, 방광과 발바닥중간 에 있는 담낭 반사구들에 누르며 문지르기를 한다.

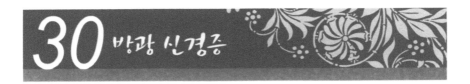

30 방광 신경증

1. 치료원칙

방광 신경증은 한냉,급성중독,내분비장애,울혈,월경,인접장기의 염증 등에 의하여 생긴다. 한의학에서는 신허, 간기울혈, 하초의 습열 등에 의하여 방광의 기화기능이 잘되게 하는 원칙에서 한다.

2. 치료방법

먼저 환자가 반듯이 누운 자세에서 아래배에 손바닥으로 쓰다듬기와 고리모양 비비기를 하고 기해 관원, 중극, 곡골, 수도, 귀래, 기충혈들에 엄지손가락으로 떨며 누르기를 한다. 그리고 곡천, 음릉천, 지기, 삼음교 혈들에 엄지 손가락으로 누르기를 한다. 다음으로 환자가 엎드려 누운자 세에서 독맥과 방광경에 손바닥으로 쓰다듬기를 하고 잔등 꾸미기를 한다. 그리고 삼초유, 신유, 방광유, 척중, 차료, 중료, 혈들에 엄지손가락으로 문지르며 누르기를 한다. 소변이 잦을때도 위와 같은 방법으로 치료한다.

　환자자신이 아래배를 뜨거운 열이느낄정도로 나타날때까지 비비고 관원, 곡골, 음릉천, 삼음교 혈들을 문지르며 누르도록 한다.환자는 한냉을 주의 하고 몸을 따뜻하게 하며 정서적으로 생활 하면서 소변을 참는 습관을 들여야 한다.

3. 발바닥 수법치료

　새끼 발가락을 비비고 그 등쪽에 있는 지음혈, 발바닥 중간에 있는 신장 그뒤에 있는 수뇨관, 방광 반사구들을 누르며 문지르기를 한다.

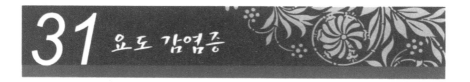

31 요도 감염증

1. 치료원칙

　요도감염증은 세균의 상행성,혈행성 및 임파 행성 감염에 의하여 요로(요도, 방광, 수뇨관, 신장)에 생긴 염증성 질병들을 말하는데 그가운데 방광염과 신장염이 많은 비중을 차지한다. 한의학에서는 신이 허하고 하초에 습열이 몰려 있으며 방광의 기화기능이 실조되기 때문에 생긴다고 본다.

수법치료 는 신기를 돋구어주고 염증을 없애며 방광의 기화 기능이 잘되도록 하는 원칙에서 한다.

2. 치료방법

먼저 환자가 반듯이 누운자세에서 아래배에 임맥을 따라 내려 가면서 손바닥으로 밀기를 하고 여러 손가락으로 주무르기를 하며 관원, 중극, 극골 혈들에 엄지손가락으로 떨며 누르기를 한다.그리고 넓적다리 안쪽 면에 있는 유발점과 족오리, 삼음교,여구 혈들에 엄지손가락으로 누르기를 한다. 다음으로 환자가엎드려 누운자세에서 허리와 요천부에 손바닥으로 쓰다듬기와 비비기를 하고 겹쳐없은 손바닥으로 누르기를 한다. 그리고 명문, 신유, 방광유, 기해유, 차료 혈들에 엄지손가락으로 문지르며 누르기를 한다.

이와함께 급성 신우염때는 대장유, 혈해, 위중, 족삼리 혈들에, 만성 신우염때는 삼초유, 독유, 혈들에 급성 방광염때는 대장유, 상료, 혈해, 족삼리 혈들에 만성 방광염때는 기해, 상료, 중료, 혈들에 소변에 피가 나올 때는 천추, 기해, 삼초유혈들에 뜨거운 오줌이 나올때는 기충혈에 오줌이 잘나가지 않을 때는 수분, 태충 혈들에 각각누르기를 더할 수 있다.

환자 자신이 아래배와 넓적다리 안쪽면을 쓰다듬고 주무르며 관원, 중극, 여구, 축빈, 삼음교 혈들을 누르도록 한다.환자는 치료 기간에 더운물을 많이 마시고 (신장기능 부전이 아닐때)성생활을 금 해야 한다.

32 소변불통 (요실금 포함)

1. 치료원칙

소변불통은 중추신경계통 질병,비뇨기 질병과 그밖에 중독, 수술등으로 이뇨근의 신경장애 혹은 수뇨관의 기계적 압박과 폐쇄에 의하여 생긴다. 한의학에서는 폐기울체 혹은 습열에 의하여 하초에서 수도가 막힐때 그리고 비. 신의 양허로 삼초와 방광의 기화기능이 장애가 될 때 그밖의 요도 폐쇄, 외상등에 의하여 생긴다고 본다.

수법치료는 하초를 잘 통하게 하고 방광을 조절하는 원칙에서 한다. 손쓰기는 오줌이 나올때까지 여러번 반복하면서 비교적 센자극을 주는 것이 좋다. 그러나 방광에 오줌이 많이 차있을 때는 아래배에 지나친 힘을 주지 말아야 한다.

2. 치료방법

먼저 환자가 반듯이 누운 자세에서 아래배에 손바닥으로 쓰다듬기와 비비기를 하고 관원, 중극, 곡골, 혈들에 엄지손가락의로 떨며 누르기를 한다. 그리고 다리의 안쪽면에 손바닥으로 쓰다듬기를 하고 음릉천, 삼음교 혈들에 엄지손가락으로 문지르며 누르기를 한다.

다음으로 환자가 엎드려 누운자세에서 잔등과 허리, 천골부에 손바닥으로 쓰다듬기를 하고 신유, 방광유, 요양관, 1-4 요추의 협척, 차료, 중료 혈들에 엄지손가락으로 문지르며 누르기를 한다.

그리고 다리의 뒤면에 손바닥으로 쓰다듬기를 하고 승부, 위양, 지음 혈들에 엄지 손가락으로 누르기를 한다.

요실금때는 위와 같은 방법으로 치료하되 손쓰기자극을 세게주지말고 보통세기의 자극을 주어야한다.

환자자신이 아래배를 손바닥으로 쓰다듬고 중극, 삼음교, 위양 혈들을 손가락으로 누르도록 한다.

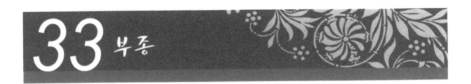

33 부종

1. 치료원칙

부종은 신장질병 또는 영양장애성 저단백혈증때, 간질병, 임신중독증 등으로 오는 혈액 순환장애 때에 몸안에 체액이 정상 이상으로 머물러 있기 때문에 생긴다. 한의학에서는 육음외감, 음식부절 등으로 몸에서 수습의 흡수, 운반, 배설을 주관하는 폐, 비, 신, 방광, 삼초의 기능이 장애될 때 생긴다고 본다.

2. 치료방법

먼저 환자가 반듯이 누운자세에서 팔전체와 다리의 앞면 및 옆면에 끝에서부터 심장쪽을 향하여 손바닥으로 밀며 주무르기를한다.

그리고 배에손바닥으로 비비기를 하고 장문, 수분, 천추, 기해, 관원, 태계, 태충 혈들에 엄지손가락으로 문지르며 누르기를 한다.

다음으로 환자가 엎드려 누운 자세에서 잔등과 허리에 손바닥으로 비비기를 하며 간유, 신유, 위중 혈들에 엄지손가락으로 문지르며 누르기를 한다.

이와함께 신장성 부종 일때는 지실, 용천 혈들에 심장성 부종일때는 극문, 심유, 격유 혈들에 영양장애 성부종일때는 중완, 족삼리, 삼음교, 비유, 삼초유, 혈들에 각각 엄지손가락으로 문지르며 누르기를 한다.

환자자신이 팔과 다리를 올려 밀면서 주무르고 배를 비비며 수분, 천추, 관원, 족삼리 혈들을 손가락으로 누르도록 한다.

3. 발바닥 수법치료

발바닥에 있는 신장, 수뇨관, 방광들과 실면혈을 누르고 문지르기를 하고 새끼발가락을 비비기를 한다음 그바닥의 바깥쪽에 뒤로 연결된 방광경에 누르며 문지르기를 한다.

34 전립선염

1. 치료원칙

전립선염은 주로 수뇨관을 통한 여러 가지 세균과 바이러스 감염으로 생긴다. 때로는 혈액, 임파를 통한 감염으로 생긴다. 한의학에서는 습열이나 한습이 하초에 몰려 기혈과 함께 엉키어 혈맥순행에 장애를 일으킨다고 본다.

2. 치료방법

먼저 환자가 반듯이 누운자세에서 배꼽주위와 아래배에 손바닥으로 쓰다듬기와 비비기를 하고 관원, 중극, 음릉천, 삼음교, 혈들에 엄지 손가락으로 문지르며 누르기를 한다. 다음으로 환자가 엎드려 누운자세에서 허리와 요천부에 손바닥으로 쓰다듬기와 굴리기를 하고 신유, 방광유, 상요, 차요, 요유, 백회 혈들에 엄지손가락으로 누르며 문지르기를 한다.

급성일때는 기해, 혈해, 조해, 태계 혈들에 엄지 손가락으로 문지르면서 누르기를 더한다. 환자자신이 아래배와 요천부를 손바닥으로 누르면서 문지르고 열감이 날때까지 고리모양으로 돌려 비빈 다음 관원, 중극, 음릉천, 삼음교 혈들을 손가락으로 누르도록한다. 환자는 자극성 있는 음식을 먹지말고 성생활을 줄이며 급성기에는 성생활을 하지 말아야한다.

35 전립선 비대증

1. 치료원칙

전립선 비대증은 주로 50세이상인 사람들속에서 남성호르몬의 평형장애를 비롯한 여러 가지 자극에 의하여 전립선이 증식, 비대되어 생긴다. 한의학에서는 신양이 허하고 폐, 비의 수습대사가 장애되기 때문에 생긴다고 본다.

수법치료는 신양을 돋구어주고 수도를 통창시키는 원칙에서 한다.

2. 치료방법

먼저 환자가 반듯이 누운자세에서 배꼽주위와 아래배에 손바닥으로 쓰다듬기와 비비기를 하고 수분, 기해, 관원, 음릉천, 삼음교, 태계혈들과 관원, 중극 혈들사이의 유발점에 엄지손가락으로 문지르며 누르기를 한다.

다음으로 환자가 엎드려 누운자세에서 허리와 천골부에 손바닥으로 쓰다듬기와 굴리기를 하고 신유, 방광유, 현추, 명문, 하극유(제3요추극상기돌기아래), 요양관, 팔료 혈들에 엄지손가락으로 누르며 문지르기를 한다.

환자자신이 아래배를 열감이 날때까지 시계 바늘이 도는 방향에 일치하게 돌려 비비고 기해, 관원, 중극 혈들을 누른다음 다리의 안쪽면을 열

감이 날때까지 쓰다듬고 혈해, 음릉천, 삼음교, 행간혈들을 누르도록 한
다. 환자는 소변을 참지말고 자주 소변을 보며 변비가 오지 않도록 하여
야 한다.또한 한냉과 자극성 음식, 술을 주의 해야 한다.

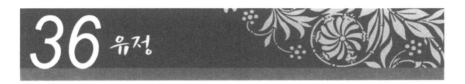

36 유정

1. 치료원칙

　유정은 성교없이 정액이 사정되는 것으로써 꿈과 함께 사정되는 것을
몽유, 몽설이라고 하고 꿈이 없이 사정되는 것을 활정 또는 활설이라고
한다. 유정이 건강한 젊은 남자들에게 드물게 있는 것은 병이 아니지만
누구나 자주나타나는 것은 신체허약, 신경장애, 내분비장애 등에 의하여
생기는 병이다. 한의학에서는 몽유(몽설)는 칠정내상이나 신음허손으로 상화
(병적심화)가 성할때 혹은 하초에 습열이 몰려정실(고환, 정낭)이 요동할때 생기
고 활정(활설)은 기의 섭정(정액을 포섭하는기능)이 장애되어 정액이 원활하게
되지못할 때 생긴다고 본다. 그리고 활정이 잠자지 않는 대낮에도 나타나
는 것은 유정의 중한 증상으로서, 심신이 허약하고 정궁의 기가 허손되
어 생긴다고 본다. 수법치료는 신음을 자양하고 원기를 돋구어 주는 원
칙에서 한다.

2. 치료방법

먼저 환자가 반듯이 누운 자세에서 아래배에 손바닥으로 쓰다듬기와 비비기를 하고 기해, 관원, 중극, 회음, 삼음교, 족삼리, 중봉 혈들에 엄지손가락으로 문지르며 누르기를 한다.

다음으로 환자가 엎드려 누운자세에서 잔등과 허리에 두손바닥으로 쓰다듬기를 하고 독맥과 방광경을 따라 올라가면서 작은 굴리기 혹은 가벼운 잔등 꾸미기를 하며 심유, 신유, 요양관, 팔료 혈들에 엄지손가락으로 문지르며 누르기를 한다.

몽유때는 간사혈에 누르기를 더하고 활정때는 심유혈에 누르기를 더 많이 한다.

환자자신이 아래배와 허리, 엉덩이를 손박닥으로 쓰다듬고 기해, 관원, 삼음교, 중봉 혈들을 손가락으로 누르도록 한다. 환자는 정신적으로 안정하고 낙천적으로 생활하며 몸을 단련하는데 관심을 가져야 한다. 유정의 정확한 진단을 위하여 때로는 요도의 분비물이 정액인가 아니면 전립선액 인지를 가릴 필요가 있으며 만일 중년기에 유정이 생기면 요수의 자극성손상의 조기증상이 아닌가를 알아보아야 한다.

37 음위증

I. 치료원칙

음위증은 생식기관의 기질적 질병때 생기는 것을 제외하면 대부분이 발기조절에 대한 대뇌피질과 척수중추의 기능장애로 생기며 그밖의 지나친 정액소모에 의해서도 생긴다. 한의학에서는 명문화가 쇠약한것, 심, 비의 기혈이 허한것 등이 주되는 원인으로 간, 신과도 밀접한 관계가 있다고 본다.

수법치료는 기능적 음위증에 대하여 명문화를 돋구고 기혈을 보하는 원칙에서 한다.

2. 치료방법

먼저 환자가 반듯이 누운자세에서 배꼽부위와 아래배에 손바닥으로 쓰다듬기와 누르기를 가볍게 하고 천추, 기해 ,관원, 곡골, 횡골, 기충혈들에 엄지손가락으로 떨며 누르기를 하며 음곡, 여구, 삼음교, 연곡 혈들에 문지르며 누르기를 한다. 다음으로 환자가 엎드려 누운자세에서 허리와 천골부에 손바닥으로 쓰다듬기와 누르기를 하고 격유, 명문, 신유, 지실, 요양관, 팔료혈들에 엄지손가락으로 문지르며 누르기를 한다.

환자자신이 허리아래와 아래배를 손바닥으로 비비고 천추, 관원, 중극, 삼음교 혈들을 손가락으로 문지르며 누른다음 음경과 고환을 문지르면

서 주무르도록 한다. 환자는 치료기간에 성생활을 금지하고 적당한 치료
운동을 하여야 하며 수면과 영양섭취를 충분히 하여야 한다.

3. 발바닥 수법치료

용천혈과 엄지발가락등에 있는 구두혈에 누르며 문지르기를 하고 엄지
발가락을 엄지와 검지 손가락으로 마주비비기를 한다.

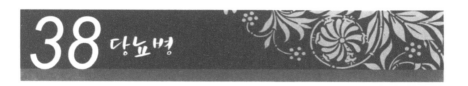

38 당뇨병

1. 치료원칙

당뇨병은 비만, 감염증, 내분비장애, 호르몬제의 남용 췌장병, 간병 유
전적 요소인자 등에 의하여 췌장에서 인슐린분비가 감소되거나 상대적
으로 부족될 때 당 대사 장애를 일으켜서 생긴다. 한의학에서는 지나치게
달고 기름진 음식을 많이 먹거나 칠정내상이나 신음의 허손 등으로 삼초에 화열
이 몰리기 때문에 생긴다고 본다. 수법치료는 삼초의 화열을 흩어지게 하고
폐, 비, 신 3경의 기를 조절하는 원칙에서 한다.

2. 치료방법

먼저 환자가 엎드려 누운자세에서 잔등과 허리에 두손바닥으로 쓰다듬기와 비비기를 하고 폐유, 취유, 비유, 위유, 신유 혈들에 누르기를 한다. 그리고 허리와 잔등에 꾸미기를 한다. 다음으로 환자가 반듯이 누운자세에서 왼쪽배를 중심으로 배에 양 손바닥으로 쓰다듬기와 주무르기를 하고 중완, 기해, 관원, 중극, 천추, 장문, 기문혈들에 엄지손가락으로 문지르며 누르기를 한다.그리고 다리에 양 손바닥으로 주무르기를 하고 족삼리, 음릉천, 삼음교, 태계혈들에 엄지손가락으로 문지르며 누르기를한다.

그다음으로 환자가 앉은 자세에서 귀뒤와 목 뒤에 여러손가락으로 쓰다듬기를 하고 백회, 풍지, 천추, 혈들에 엄지손가락으로 문지르며 누르기를한다.

마지막으로 곡태, 로궁, 양지, 중저 혈들에 엄지손가락으로 문지르며 누르기를 한다. 환자자신이 심장부위를 중심으로 가슴을 쓰다듬고 손목으로부터 겨드랑이까지 팔의 안쪽면을 손바닥으로 올라가면서 밀도록 한다.

그리고 명치끝에서 배꼽까지 내려가면서 배 위쪽을 손바닥으로 밀고 왼쪽 췌장 부위를 여러 손가락으로 문지르도록 한다. 다음으로 관원혈을 중심으로 아래 배를 고리모양(시계바늘이 도는 방향)으로 돌려 비비도록 한다. 마지막으로 중완, 기문, 천추, 관원, 음릉천, 족삼리, 삼음교, 용천 혈들을 손가락으로 누르도록 한다. 환자는 수법치료와 운동, 음식요법, 약물요법등을 배합하여 진행하는 것이 좋다.

3. 발바닥 수법치료

발바닥 중심에 있는 신장, 그뒤에 연결된 수뇨관, 방광 반사구들, 발바닥 중심안쪽에 있는 췌장, 그앞에 있는 위 반사구들에 누르며 문지르기를 한다.

39 비만증(고지혈증 포함)

1. 치료원칙

비만증은 몸에서 에너지 소비에 비하여 섭취하는 음식물의 열량이 지나치게 많을 때 중추(특히 시구하부)장애, 내분비장애 그리고 유전적 소인 등에 의하여 들어간 지방질을 분해하는 기능이 약할 때 생긴다.

한의학에서는 기름진 음식을 지나치게 섭취하거나 폐, 비가 허하고 장부의 기화기능이 실조되어 수액의 흡수, 배설이 곤란 하기 때문에 생긴다고 본다.

수법치료는 폐, 비, 신의 전신기화 기능을 높여주며 여분의 습담을 삭히고 수습이 잘 배설되도록 하는 원칙에서 한다.

2. 치료방법

일반적인 수법치료는 다음과 같이 한다. 우선 국소치료는 적게 하고 온몸 수법치료를 하되 몸통을 기본으로 하면서 팔과 다리도 치료한다.

치료하는 순서는 다리부터 시작하여 팔, 배, 잔등을 하고 허리에서 끝난다. 손쓰기는 주로 원심성으로 센자극의 사법을 쓰고 보법은 잘쓰지 않으며 주무르기와 비비기를 가장많이 쓰고 쓰다듬기, 두드리기를 보조적으로 배합하여 쓴다. 구체적인 수법치료는 다음과같이 한다. 환자가 반듯이 누운자세에서 먼저 넓적다리로부터 발목까지 내려 가면서 근육이 많은 곳을 기본으로 두손바닥으로 밀기와 주무르기를 하고 손뒤축으로 타래모양 비비기를 한다.

그리고 풍시, 양구, 양릉천, 족삼리, 혜계 혈들에 겹쳐얹은 엄지손가락으로 떨며 누르기를 한다.

다음으로 가슴 위쪽으로부터 어깨와 팔위쪽을 거쳐 손목까지 근육이 많은 곳을 기본으로 손바닥으로 밀기와 주무르기를 하고 손뒤축 혹은 여러손가락으로 타래모양 비비기를 한다. 그리고 비뇌, 곡지, 척택, 수삼리, 양지, 합곡 혈들에 엄지손가락으로 떨며 누르기를 한다.

그 다음으로 계륵궁에서 서혜부까지 내려가면서 배꼽의 양쪽 근육을 기본으로 배에 주먹으로 밀기와 양손바닥으로 주무르기를 한다. 그리고 배꼽을 중심으로 원심성으로, 시계바늘이 도는 방향에 일치하게 타래모양을 그리면서 큰고리 모양으로 비비기를 한다.

또한 명치끝에서 배꼽까지, 배꼽에서 불두덩까지 내려 밀면서 양손바닥모서리로 두드리기를 한다.

환자가 엎드려 누운 자세에서 먼저 목뒤부터 양쪽어깨까지 내려가면서 양손바닥으로 갈라밀기를 하고 여러 손가락으로 주무르기를 하며 풍지, 풍부, 견정(담경), 견우, 비뇌 혈들에 겹쳐없은 엄지손가락으로 떨며 누르기를 한다.

다음으로 잔등과 허리에 독맥과 방광경을 기본으로 내려가면서 팔뚝으로 밀기를 하고 주먹으로 타래모양 비비기와 큰굴리기를 한다.

그 다음으로 엉치와 넓적다리 뒤면에 내려 가면서 팔뚝으로 밀기를 하고 양주먹으로 타래모양비비기를 하며 큰굴리기를 한다. 그리고 환도, 승부, 위중, 음릉천, 승산 혈들에 겹쳐없은 엄지손가락으로 떨며 누르기를 한다.

필요에 따라 마지막으로 잔등에서부터 허리, 엉치, 넓적다리와 무릎뒤면 까지 한발 또는 두발로 밟기(채법)을 한다.

고지혈증도 위와 같은 방법으로 한다.

환자자신이 일어서서 심장부위를 중심으로 몸의 끝방향으로 다리, 가슴과 어깨, 팔, 배, 허리와 엉치의 순서로 여러번 주무르면서 비비도록 한다. 환자는 수법치료와 함께 운동요법등을 꾸준히 배합하여 진행하여야 한다.

3. 발바닥 수법치료

엄지 발가락을 비비고 그바닥에 있는 뇌하수체,그 뒤에 있는 심장, 발바닥의 중심에있는 부신, 신장, 수뇨관, 방광 반사구들을 누르며 문지르기를 한다.

40 더위를 먹었을때

1. 치료원칙

더위를 먹었을때는 몸이 허약하거나 피로가 뭉쳐있는 사람이 뜨거운 햇빛(일사병) 또는 높은 복사열(열사병)의 환경에 오래 머물러 있으면서 땀을 많이 흘리거나 혹은 열 발산이 잘 안될 때 몸에서 열 조절기능이 장애되기 때문에 생긴다. 한의학에서는 음정이 손상되고 양기가 편승된 사람이 서열사를 외감하면 청규(눈, 코, 입, 귀)와 경기(경락의 기)가 막히어 음양의 평형이 파탄되고 승강청탁의 조절기능(생리적순환)이 문란해지기 때문에 생긴다고 본다. 수법치료는 서열사를 내보내고 위를 조절하며 막힌 것을 열어놓는 (개규) 원칙에서 한다.

2. 치료방법

만일 의식장애, 사지경련 등 중한 증상이 나타나면 먼저 인중, 십선(혹은 십이정), 곡택, 합곡, 위중, 태충 혈들에 손톱으로 찌르기와 꼬집기를 하여 의식을 회복시킨다. 이와 함께 졸도할 때는 백회, 노궁, 용천 혈들에, 경련을 일으킬 때는 승산, 승근 혈들에 엄지손가락으로 문지르며 누르기를 더한다. 그리고 식은 땀을 많이 흘리며 실신상태에 들어갈 때는 기해, 신권 혈들에 열감이 나도록 엄지손가락으로 비비기를 하면서 뜸

치료를 배합하면 좋다.

　환자가 회복되기 시작하면 더운물에 적신 수건으로 몸을 닦아주고 서
늘한 곳에서 안정시킨다. .

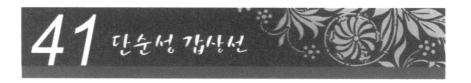

1. 치료원칙

　단순성 갑상선은 음식물로부터의 요오드 섭취량이 모자라 갑상선 호
르몬의 합성이 적어질 때 또는 몸에서 갑상선 호르몬의 요구량이 많아질
때에 대상성으로 뇌하수체전엽의 갑상선 자극호르몬의 분비가 증가되면
갑상선이 점차 증식 비대되기 때문에 생긴다. 한의학에서는 칠정내상으로
기가 울체되고 습담이 경락에 뭉치기 때문에 생긴다고 본다.

　수법치료는 경락을 소통시키고 기혈이 잘 돌게 하며 담을 삭이는 원칙
에서 한다.

2. 치료방법

　먼저 환자가 반듯이 누운 자세에서 앞목과 위가슴에 손바닥으로 쓰다
듬기를 하고 종양의 주변으로부터 중심을 향하여 엄지손가락으로 문지

르기를 한 다음 다시 중심으로부터 주변을 향하여 양쪽 엄지손가락으로 갈라 밀기를 하며 종양이 작을 때는 엄지와 검지손가락으로 종양을 마주 쥐고 마주 비비기를 가볍게 한다. 그리고 기영, 천돌, 곡지, 합곡, 중저 혈 들에 엄지손가락으로 누르기를 한다.

다음으로 환자가 엎드려 누운 자세에서 목뒤와 어깨에 손바닥으로 반 달 모양비비기를 하고 제3~5경추의 협척혈들, 풍지, 대추 혈들에 엄지손 가락으로 문지르며 누르기를 한다.

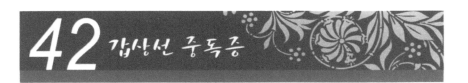

42 갑상선 중독증

1. 치료원칙

갑상선 중독증은 갑상선 호르몬의 분비가 항진되어 생기는 병으로서 그 원인은 아직 완전히 해명되지 못하였다. 대체로 갑상선자극물질의 지 속적인 작용에 의한 자기면역과 관련시켜 보고 있다. 심한 정신적 충격, 머리외상, 감염, 중독, 내분비장애, 일부 약제남용 등이 원인으로 된다.

한의학에서는 칠정내상으로 간, 비의 기가 울체 되어 화로 변하면 심음이 손상되고 담이 안에서 몰려 목의 경락을 틀어막기 때문에 생긴다고 본다.

수법치료는 간기를 소통시키고 화를 사하며 담적을 풀어주는 원칙에서 한다.

2. 치료방법

먼저 환자가 반듯이 누운 자세에서 앞목과 가슴위에 손바닥으로 쓰다듬기를 하고 인영, 기영, 수돌, 천돌, 혈들에 엄지손가락으로 문지르며 누르기를 한다. 그리고 간사, 내관, 신문, 합곡, 삼음교 혈들에 엄지손가락으로 누르기를 한다.

다음으로 환자가 엎드려 누운자세에서 목뒤와 어깨, 잔등에 손바닥으로 반달 모양비비기를 하고 제3-5경추의 협척혈들, 대추, 견정(담경), 폐유, 심유, 혈들에 엄지손가락으로 문지르며 누르기를 한다.

땀이 많이 날때는 음극, 부류, 혈들에 가슴이 두근거리고 잠을 잘자지 못할 때는 안민혈에, 성격이 조급하고 얼굴이 붉어질 때는 태충, 풍지, 혈들에, 눈알이 불록나올 때는 상천주, 찬죽, 사백 혈들에 각각 엄지손가락으로 문지르며 누르기를 더한다.

환자자신이 앞쪽 목을 손바닥으로 쓰다듬고 인영, 기영, 간사, 삼음교 혈들을 손가락으로 문지르며 누르도록 한다. 환자는 정신을 안정시키고 즐겁게 생활하며 적당한 휴식과 영양섭취를 하여야 한다.

43 신경쇄약

I. 치료원칙

신경쇄약은 지나친 정신적 긴장, 여러가지 신경 기능장애를 일으키는 만성질병 등에 의하여 생기며 그 증상은 신경 계통뿐 아니라 순환기계통, 소화기계통, 비뇨생식기 계통의 장애반응으로 까지 나타난다. 한의학에서는 칠정내상이나 오랜 병으로 음혈이 상하고 허화가 성해서 정신을 안정시키지 못하기 때문에 생긴다고 본다.

수법치료는 신, 비를 보하고 정기를 조절하며 음양평형을 조화 시키고 정신을 안정시키는 원칙에서 한다.

2. 치료방법

먼저환자가 반듯이 누운 자세에서 삼음교, 족삼리, 음릉천, 혈들에 엄지손가락으로 누르기를 하고 배에 손바닥으로 비비기를 하며 중완, 기해, 관원, 천추 혈들에 손바닥으로 누르기를 한다. 그리고 내관, 신문, 태양, 두유, 백회, 정명, 인당, 혈들에 엄지손가락으로 누르기를 하고 이마와 눈썹위에 엄지손가락으로 갈라 밀기를 하며 옆머리에 여러 손가락으로 밀기를 한다.

다음으로 환자가 엎드려 누운자세에서 허리와 잔둥에 올라가면서 양손바닥으로 밀기를 하고 가볍게 잔등꾸미기를 하며(보법) 심유, 간유, 비유, 위유, 신유, 풍지 혈들에 엄지손가락으로 누르기를 한다.

마지막으로 환자가 앉은 자세에서 머리위에 열손가락으로 훑기를 가볍게 한다. 환자자신이 가슴과 배를 손바닥으로 쓰다듬고 목뒤와 옆머리를 문지르며 내관, 신문, 족삼리, 삼음교, 혈들을 엄지손가락으로 누르도록 한다. 이와 함께 환자는 일상생활을 규칙적으로 하며 지나친 정신적 긴장감을 없애고 적당한 운동을 하여야 한다.

3. 발바닥 수법치료

심포구를 누르며 문지르기와 뇌하수체, 머리 반사구를 중심으로 비비기를 한다.

44 불면증

1. 치료원칙

불면증은 정신, 신경 기능장애, 뇌, 내장기관의 기질적 손상, 만성질병 등 여러 가지 질병 때에 생기며 그밖에 체질, 쇄약, 성격, 직업, 외적 및 내적자극 등이 개체적 특징에 의해서 생길 수 있다. 한의학에서는 간화, 담열, 신음부족(심화), 심혈부족, 비위불화 등에 관계되어 생긴다고 본다.

수법치료는 기능장애로 오는 불면증을 대상으로 음혈을 보하고 화열을 사하여 음양의 평형을 바로 잡으며 정신을 안정시키는 원칙에서 한다.

2. 치료방법

먼저 환자가 앉은 자세에서 이마에 엄지손가락으로 쓰다듬기를 하고 머리위에 열손가락으로 훑기를 하며 인당, 태양, 두유, 백회, 풍지, 천주혈들에 엄지손가락으로 문지르며 누르기를 한다. 그리고 목덜미로부터 어깨까지 내려가면서 손바닥으로 쓰다듬기를 하고 여러 손가락으로 누르며 비비기를 한다.

다음으로 환자가 엎드려 누운 자세에서 잔등에 손바닥으로 쓰다듬기를 하고 양쪽 어깨 뼈사이의 독맥과 잔등의 근육에 여러 손가락으로 누르며, 비비기를 하며 증상에 따라 해당 혈들에 엄지손가락으로 문지르며 누르기를 한다. 증상에 따라 문지르며 누르기를 하는 해당 혈들은 다음과 같다. 간담의 화가 성하여 생긴 불면증 때는 간유 ,담유, 양릉천, 태충, 행간, 신음부족(심화)으로 생긴 불면증 때는 심유, 신유, 삼음교, 용천, 노궁, 심혈부족으로 생긴 불면증 때는 거궐, 중완, 음릉천, 족삼리, 내관을 누드도록 한다. 환자자신이 잠자리에 눕기 전에 간단한 운동이나 산책를 한다음 자리에 앉아서 머리위를 열손가락으로 훑고 이마와 목덜미, 어깨를 비비며 태양, 백회, 내관, 신문, 족삼리, 태충혈 들을 누르도록 한다.

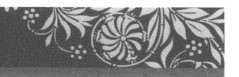

45 두통

1. 치료원칙

　두통은 일부 신경성 질병때 고혈압, 동맥경화, 내장장기의 질병, 이비인후과 질병 감염성 질병때에 뇌막과 뇌혈관에 있는 감각기관 들을 자극하여 생긴다. 한의학에서는 외감육음의 침습으로 맑은 양기가 머리에 오르는 것이 억제될때, 내상병에 의하여 기혈이 거슬러 오르고 경락이 막혀 뇌수의 영향을 장애할때 생긴다고 본다.

　수법치료는 뇌의 기질적변화가 있거나 응급치료를 요구하는 질병을 제외하고 외감과 내상에 의한 만성적인 두통을 대상으로 하여 경락을 소통시키고 기혈순행이 잘되게 하며 머리를 맑고 개운하게 하는 원칙에서 한다. 앞머리 두통은 양명경을, 옆머리 두통은 소양경 , 머리끝 두통은 족궐음간경과 독맥을, 머리뒤 두통은 태양경을 잘소통시키는 원칙에서 치료한다.

2. 치료방법

　먼저 환자가 앉은 자세에서 합곡, 곡지, 두유, 어요, 태양, 백회, 풍지, 풍부, 대추 혈들에 엄지손가락으로 문지르며 누르기를 하고 견정혈(담경)에 주무르기를 한다. 그리고 인당혈로부터 상성, 백회, 풍부, 대추 혈까지 엄지손가락으로 밀기와 쓰다듬기를 하고 다시 태양혈로부터 아래로 청회, 협거, 인형혈까지 여러손가락으로 밀기와 쓰다듬기를 한다.

마지막으로 머리위쪽을 열손가락으로 훑기를 좀 세게 한다. 두통의 부위와 성격에 따라 다음의 혈들에 중점을 두고 누르기를 잘하여야 한다. 앞머리 두통에는 정명, 두유, 인당, 태양, 유발점. 합곡, 옆머리 두통에는 태양, 솔곡, 유발점. 중저, 머리끝 두통은 두유, 백회, 유발점. 태충, 머리뒤 두통에는 풍지, 풍부, 유발점. 후계, 감기로 인한머리 아픔에는 렬결, 외관을 시술한다.

46 뇌진탕 후유증

1. 치료원칙

뇌진탕 휴유증은 머리외상후 심한 뇌수의 기능장애에 의하여 생긴다. 한의학에서는 머리의 타박으로 어혈이 오면 머리속의 경락이 막혀 기혈 순행이 장애가 되기 때문에 생긴다고 본다.

수법치료는 어혈을 풀고 경락을 소통시켜 기혈순행이 잘되게 하는 원칙에서 한다.

2. 치료방법

환자가 앉은 자세에서 먼저 이마에 올려주면서, 옆머리는 옆으로 갈라 여러 손가락으로 밀기를 하고 인당, 태양, 청궁, 두유, 혈들에 엄지손가락으로 문지르며 누르기를 한다.

다음으로 머리꼭대기와 머리뒤에 열손가락으로 누르며 훑기를 하고 태양, 청궁, 두유, 상성, 백회, 후정, 뇌호, 혈들에 엄지손가락으로 문지르며 누르기를 한다.

그다음으로 목과어께에 손바닥으로 반달모양 비비기와 주무르기를 하고 풍부, 풍지, 천주, 예풍, 견중유, 견정(담경)혈들과 제1경추-제4흉추의 협척혈들에 엄지손가락으로 누르며 문지르기를 한다.

마지막으로 머리위에 열손가락으로 훑기와 열손가락끝으로 두드르기를 하고 목덜미에 손바닥으로 쓰다듬기를 가볍게 한다.

환자자신이 머리위와 목뒤를 쓰다듬고 비비며 태양, 청궁, 백회, 풍지, 내관, 용천혈들을 문지르며 누르도록 한다.

3. 발바닥 수법치료

엄지 발가락 근처의 간뇌(뇌간) 반사구를 누르며 문지르기를 한다.

47 자율신경실조증

1. 치료원칙

자율 신경실조증은 유전성, 발육장애, 병후쇄약, 여러가지 정신적 요인 등에 의하여 몸의 생리적 평형조절 기능이 장애 되어 생긴다. 한의학에서 는 선천적으로 체질이 허약하고 정혈이 부족할때, 여러가지 원인으로 기혈이 손 상되었거나 혈액(피)의 생성이 장애되었을때, 여성들이 산후 몸조리를 잘못 했 을 때 생긴다고 본다.

수법치료는 장부를 조절하고 기혈을 보하며 음양의 평형을 바로 잡는 원칙에서 한다.

2. 치료방법

먼저 환자가 반듯이 누운자세에서 가슴과 배에 손바닥으로 쓰다듬기와 비비기를 하고 불용, 중완, 천추 혈들에 엄지손가락으로 문지르며 누르 기를 한다. 그리고 팔과다리에 손바닥으로 쓰다듬기와 비비기를하고 내 관, 신문, 완골, 노궁, 양릉천, 족삼리, 용천혈들에 엄지손가락으로 문지 르며 누르기를 한다.

다음으로 환자가 엎드려 누운 자세에서 머리위에 열손가락으로 훑기를 하고 목으로부터 어깨, 잔등, 허리에 내려가면서 손바닥으로 쓰다듬기와 비비기를 하고 잔등과 허리에 굴리기를 한다.

그리고 천주, 견정(담경), 천종, 폐유, 심유,격유, 간유, 담유, 외유, 신유, 대장유, 혈들에 엄지손가락으로 문지르며 누르기를 하고 다리의 뒤면에 손바닥으로 쓰다듬기와 굴리기를 하고 승부, 승산, 혈들에 엄지손가락으로 문지르며 누르기를 한다.

식은땀이 많이 날때는 백로, 신주, 혈들에, 가슴이 답답할때는 단중, 극문 혈들에, 어지럼이 있을 때는 백회, 예풍, 합곡혈들에, 머리두통이 있을 때는 풍지, 합곡혈 들에 각각 엄지손가락으로 문지르며 누르기를 더한다.

산후중도 위와 같이 치료하면 되는데 대추, 풍문 혈들에 엄지손가락으로 문지르며 누르기를 더한다. 환자자신이 가슴과 배, 팔과 다리를 쓰다듬고 단중, 중완, 천추, 내관, 신문, 양릉천, 족삼리 혈들을 문지르며 누르도록 한다.

3. 발바닥 수법치료

용천혈, 실면혈, 위장 반사구와 엄지발가락을 비비기를 해준다.

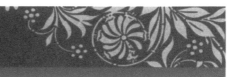

48 딸꾹질

1. 치료원칙

딸국질은 한냉, 정신적 흥분, 중독, 뇌신경질병, 소화기, 호흡기, 순환기 등 여러 가지 질병때 횡격막이 경련을 일으켜서 생긴다. 한의학에서는 한냉이나 조열이 비위를 자극할때, 중초에 기가 울체되거나 담이 막힐때 그리고 비, 신의 양기(정기)가 허할 때 생긴다고 본다.

수법치료는 비위를 조화시키고 기를 끓어 내리는 원칙에서 한다.

2. 치료방법

먼저 환자가 반듯히 누운자세에서 내관, 경거, 혈들에 엄지손가락으로 누르기를 하며 임맥을 따라 내려가면서 손바닥으로 밀기를 하고 천돌, 단중, 중완 혈들에 누르기를 한다.

다음으로 환자가 엎드려 누운 자세에서 잔등과 허리에 두 손바닥으로 밀기와 타래 모양의 비비기를 하며 격유, 비유, 외유, 혈들에 엄지손가락으로 누르기를 한다.

환자자신이 딸꾹질이 날 때 내관혈 혹은 경거혈을 한참 누르고 있거나 또는 두 눈을 감고 손가락으로 눈동자를 지긋이 누르고 있도록 한다.

49 삼차 신경통

1. 치료원칙

삼차 신경의 분포 영역에 생기는 동통 발작(疼痛發作). 얼굴 한쪽이 심하게 아프며 후두부나 어깨까지 아플 수도 있는데 중년 이후의 여성에게 많다. 원인은 분명하지 않으나, 뇌간부에 발생한 종양이나 뇌동맥류가 원인일 가능성이 있고, 다발성 경화증의 증세로 나타날 수도 있으며 뇌저부 소동맥의 동맥 경화가 원인이 되는 경우도 있다. (안면 신경통 안면통 얼굴 신경통.)

삼차 신경통은 한냉접촉, 바이러스 감염 및 치아의 감염, 기타 전염 병에 의하여 생기며 눈, 코, 치아와 신경주위 조직들의 염증,혈액순환 장애 등에 의하여 생긴다. 한의학에서는 내상으로 정기가 허하고 외사가 3양경에 침범하면 경락이 막혀서 기혈이 잘 통하지 못하기 때문에 생긴다고 본다. 수법치료는 아픈 부위의 경락을 소통시키고 아픔을 멈추는 원칙에서 한다.

2. 치료방법

환자가 앉은 자세에서 먼저 아픈 부위로부터 머리옆, 목뒤, 어깨의 방향으로 엄지손가락으로 밀기와 비비기를 하고 유발점에 엄지손가락으로 문지르기와 누르기를 한다.

다음으로 태양, 찬죽, 사백, 하관, 협승장 혈들에 문지르며 누르기를 한다. 그밖에 제1지통때는 상안과공, 협승장, 정명, 동자료, 양백 혈들에. 제2지통때는 하안과공, 관료, 상관, 영양혈들에, 제3지통때는 이공, 곡빈, 청궁, 협거 혈들에 누르기를 더한다.

마지막으로 풍지, 천주, 합곡, 후계, 태충, 내정, 족삼리, 양릉천, 혈들에 엄지손가락으로 누르기를 한다.

환자자신이 이마 아래와 볼옆 그리고 목과 어깨를 누르며 비비고 승장, 합곡, 양릉천 혈들을 문지르며 누르도록 한다.

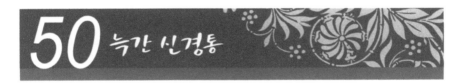

50 늑간 신경통

1. 치료원칙

늑간 신경통은 늑간신경의 감염, 기능장애로 생기거나 가슴과 척추에 생긴 질병들과 외상등에 의하여 속발성으로 생긴다. 한의학에서는 한, 습의 사기에 외감되거나 한담에 의한 내상, 어혈등으로 기가 장애되고 가슴에 있는 맥락이 통하지 않기 때문에 생긴다고 본다.

수법치료는 경락을 소통시키고 기혈순행이 잘되게 하며 아픔을 멈추는 원칙에서 한다. 속발성 늑간신경통은 원인질병을 치료 하면서 수법치료를 배합하여야 한다.

2. 치료방법

먼저 환자가 반듯이 누운자세에서 양쪽 가슴부위에 손바닥으로 쓰다듬기를 하고 단중혈과 흉골의 양쪽기슭에서 오목한곳들(유발점)에 차례로 가운데 손가락으로 문지르며 누르기를 하며 지구, 내관, 양릉천, 여구 혈들에 엄지손가락으로 누르기를 한다. 그리고 아픈 부위 늑간을 따라옆으로 엄지손가락으로 밀기를 하고 늑간에 있는 유발점들 가운데 손가락으로 문지르며 누르기를 한다.

다음으로 환자가 엎드려 누운자세에서 양쪽잔등에 손바닥으로 쓰다듬기와 누르기를 하고 흉추골의 양기슭에서 오목한곳들(유발점)에 차례로 엄지손가락으로 문지르며 누르기를 한다. 그리고 아픈 부위 늑간의 방광경1측선의 유혈들에 엄지손가락으로 문지르며 누르기,튕기기를 하고 천종, 견정(소장경)혈들에 엄지손가락으로 누르기를 하며 잔등에 굴리기를 한다.

환자자신이 아픈 부위를 문지르고 주무른 다음 단중, 내관, 지구 혈들을 누르도록 한다. 환자는 가슴과 어깨를 쭉 펴고 다니며 상체의 운동을 해주어야 한다.

51 좌골 신경통

1. 치료원칙

좌골 신경의 경락(經絡)을 따라 일어나는 지속성 신경통, 신경염, 중독, 골반내 장애, 요추(腰椎) 카리에스, 추간판 헤르니아 따위에 의하여 생긴다. 허리, 엉덩이, 대퇴근 뒤부분, 무릎 뒤부분, 장딴지, 발에 걸쳐 통증이 일어난다. 한의학에서는 풍, 한, 습 등 육음 사기가 경맥에 침입하여 족태양방광경 혹은 족소양담경의 경기가 막힐때, 외상으로 근맥을 상할 때 그리고 어혈이 몰리여 기혈순행이 장애될 때에 생긴다고 본다.

수법치료는 경락을 소통시키고 염증을 없애며 멈추는 원칙에서 한다.

2. 치료방법

먼저 환자가 엎드려 누운 자세에서 허리, 엉치, 다리의 뒤쪽면에서 손바닥 혹은 주먹으로 쓰다듬기와 타래 모양비비기를 하고 제1요추부터 천추끝까지의 극상돌기들 사이에 엄지손가락의로 누르기를하며 신유, 대장유, 관원유, 지실, 질변, 환도, 승부, 은문, 위중, 승산, 곤륜, 혈들과 유발점에 엄지손가락으로 누르기를 한다. 그리고 방광경의 주행에 따라 주무르기를 하고 유발부위에 여러 손가락으로 튕기기와 굴리기를 하며 손바닥으로 두드르기를 연속적으로 한다.

다음으로 환자가 아픈쪽 다리가 위로 오도록 모로 누운 자세에서 허리, 엉치, 다리의 바깥면에 손바닥 혹은 주먹으로 쓰다듬기를 하고 두손바닥 마주 비비기를 하며 풍시, 복토, 양릉천, 현종, 혈들에 엄지손가락으로 누르기를 세게하고 족소양 담경의 주행을 따라 주무르기를 한다.

그리고 유발부위에 엄지손가락으로 튕기기와 굴리기를 하고 손바닥으로 두드리기를 연속적으로 한다.

그 다음으로 환자가 반듯이 누운자세에서 대퇴관절과 무릎관절에 돌리기(굽히기, 펴기, 무릎펴고 들어올리기, 무릎굽히고 좌우돌리기, 휘돌리기)를 한다. 마지막으로 환자가 다시 모로 누운자세에서 허리와 다리에 내려가면서 손바닥으로 쓰다듬기를 하고 두손바닥으로 마주비비기를 한다.

환자 자신이 허리, 엉치, 다리의 뒤면과 바깥면을 손바닥이나 주먹으로 비비고 가볍게 두드린 다음 환도, 승부, 위중, 곤륜, 용천 혈들을 손가락으로 문지르며 누르도록 한다. 환자는 한냉을 주의하고 하체를 덥게 하여야 한다.

3. 발바닥 수법치료

발뒤축에 있는 골반, 좌골신경 반사구들에 주먹으로 두드리기를 한다.

52 얼굴신경마비(얼굴경련 포함)

1. 치료원칙

얼굴신경 마비는 외상, 감기, 화농성 중이염, 류마치스, 중독, 이하선염을 비롯한 일부 전염병, 목과 얼굴 부위의 종양 때 그리고 찬곳에 얼굴을 오래 대고 잠을 잘 때 생긴다. 한의학에서는 정기가 부족하고 락맥이 허한데다 풍한사가 경락을 침범하여 기혈순행이 장애되고 근맥에 영양장애를 받기 때문에 생긴다고 본다.

수법치료는 외감사를 내보내고 경락을 소통시키며 근맥을 보호하고 이롭게 하는 원칙에서 한다. 병이난 직후에는 건강한쪽과 병이난쪽을 함께 치료하되 손쓰기를 좀약하게 하다가 그후 병난쪽을 위주로 점차 세게 하여 얼굴이 불그스레 해지고 뜨겁게 달아 오를때까지 하여야 한다.

2. 치료방법

환자가 앉은 자세에서 먼저 합곡, 곡지 혈들에 엄지손가락으로 누르기를 하고 건강한쪽 얼굴에 엄지손가락으로 떨며 밀기를 한다음 병이 발생한쪽 얼굴에 중점적으로 엄지 손가락으로 떨며 밀기를 한다. 그리고 인당, 찬죽, 정명, 태양, 양백, 사백, 영향, 지창, 협거, 하관, 인중, 협승장, 풍부, 풍지, 예풍, 내정, 태충, 혈들에 하나 하나 힘을 들여 엄지손가락 또는 가운데 손가락으로 문지르며 누르기를 한다.

이마에 주름이 잡히지 않을 때는 엄지와 검지 손가락으로 늘이기와 엄지손가락으로 쓰다듬기를 차근차근 한다. 다음으로 목뒤로부터 양쪽어깨까지 승모근을 중심으로 주므르기와 엄지손가락으로 문지르며 누르기를 한다.(이때에 특히 담경의 견정혈부위를 잘해주어야 한다.)

마지막으로 어깨와 잔등에 작은 굴리기를 한다. 얼굴경련은 주로 눈언저리(안륜근), 입술(구륜근) 그리고 뒤볼(저작근)부위에 나타나는데 병이 생긴 해당부위에 중점적으로 손쓰기로 자극을 주어야 한다.

일반적으로 하관, 태양, 협거, 지창, 예풍, 합곡, 혈들에 손쓰기를 많이 해 준다. 환자자신이 얼굴전체를 양 손바닥으로 밀면서 문지르고 아픈쪽의 하관, 협거, 합곡혈 들을 누르도록 한다.

53 반신마비

1. 치료원칙

반신마비는 주로 뇌출혈, 뇌혈전, 뇌전색, 지주막하 출혈과 뇌 외상등 후유증으로 온다. 한의학에서는 음허양항의 음양평형실조로 기혈이 거슬러

오르며 담이 락맥을 틀어막아 생기거나 또는 형체는 큰데 기가 허하여 기혈순행
이 지장을 받으면 근맥의 영향이 실조되기 때문에 생긴다고 본다.

수법치료는 뇌졸중의 급성기(약10-15일)가 경과한 후 마비기에 들어설
때 시작하는데 경락을 소통시키고 어혈을 풀어 기혈순행이 잘되게 하는
원칙에서 한다. 마비된 쪽을 기본으로 하면서 건강한쪽도 함께 자극할
수 있다.

2. 치료방법

먼저 환자가 반듯이 누운 자세에서 마비된 쪽의 앞머리와 얼굴에 엄지
손가락으로 쓰다듬기와 비비기를 하고 태양, 사백 ,영향, 권료, 인중, 지
창, 협거, 승장, 협승장, 대영, 혈들에 엄지손가락으로 문지르며 누르기
를 한다. 그리고 마비된 쪽의 어깨와 팔, 손에 여러손가락으로 주무르기
와 비비기를 하고 매 손가락에 엄지와 검지손가락으로 마주비비기를 하
며 안소해, 비중, (극문우1치),내관 혈들에 엄지손가락으로 문지르며 누
르기를 한다. 또한 어깨, 팔굽, 손목, 손가락의 관절들에 돌리기 (굽히기,
펴기, 안밖으로 돌리기, 휘돌리기)를 가볍게 한다.

상체가 끝나면 마비된 쪽의 다리와 발등에 손바닥으로 주무르기와 비
비기, 굴리기를 하고 발가락 하나하나에 엄지와 검지 손가락으로 마주비
비기를 한다. 그리고 비관, 복토, 양릉천, 족삼리, 혜계, 태충, 혈들에 엄
지손가락으로 누르기를 한다. 또한 대퇴, 무릎, 발목, 발가락의 관절들에
돌리기를 가볍게 한다.(팔돌려 주는 형태)다음으로 환자가 마비된 쪽이
위로 오게 모로 누운 자세에서 어깨와 팔의 옆면과 뒤면에 엄지손가락으

로 주무르기와 비비기를 하고 거골, 견우, 비뇌, 곡지, 수삼리, 외관, 합곡 혈들에 엄지손가락으로 문지르며 누르기를 한다. 그리고 어깨와 팔굽의 관절들을 위와같은 방법으로 돌려주기를 한다.

팔이끝나면 다리의 바깥면에 손바닥으로 주무르기와 비비기, 두드르기를 가볍게 하고 환도, 풍시, 양릉천, 현종, 혈들에 엄지손가락으로 문지르며 누르기를 한다. 그리고 잔등과 허리에 독맥과 양측 방광경을 따라 손바닥으로 쓰다듬기와 굴리기, 두드르기를 가볍게 하고 신유, 명문, 요양관, 혈들에 엄지손가락으로 문지르며 누르기를 한다. 또한 엉치와 다리뒤면 근골건에 손바닥으로 쓰다듬기와 주무르기, 비비기와 두드르기를 가볍게 하고 승부, 운문, 위중, 승산, 곤륜 혈들에 엄지손가락으로 문지르며 누르기를 한다.

마지막으로 무릎을 굽혀 발바닥이 위로 가게 다리아래를 수직으로 세워 고정하고 발바닥에 주먹으로 두드리기를 가볍게 한다. 만일 환자의 체위를 마음대로 변동시킬 수 없는 경우에는 가능한 범위안에서 위의 치료방법을 적용하여야 한다.

환자자신(간호사)이 아픈 쪽의 팔과 어깨, 다리를 비비고 주무르며 곡지, 합곡, 환도, 위중, 양릉천, 곤륜 혈들을 손가락으로 누른 다음 팔, 다리의 관절들을 운동시켜야 한다.

54 장단지에 경련이 일어났을때

환자가 엎드려 누운 자세에서 위중, 승근, 승산, 혈들에 엄지손가락으로 누르며 문지를기를 한다. 또한 엄지발가락을 뒤로 비틀기(발등쪽)으로 격으면서 발목도 함께 굽혀준다.

발바닥 수법치료

장단지에 쓰다듬기, 주무르기, 비비기를 하고 네 번째발가락과 엄지발가락에 문지르며 주무르기를 한다.

55 서경증이 생겼을때

환자가 앉은 자세에서 손, 팔, 어깨, 목의 근육들의 긴장을 풀어 부드럽게 하고 혈액순환이 잘되게 하며 신경의 홍분성을 진정시킨다. 첫 번째, 두 번째 손가락들과 손바닥에 비비기와 주무르기를 하고 팔목과 팔뚝, 팔위, 어깨에 올라 가면서 쓰다듬기와 주무르기를 하며 목덜미로부터 어깨까지 내려 가면서 쓰다듬기와 주무르기를 한다음 목, 어게, 팔꿉, 손목, 손가락의 순서로 관절 등에 돌리기를 한다.

56 물에 빠졌을때

먼저 상체를 낮추고 머리를 옆으로 돌리여 물을 다 토하게 한다음 따뜻한 곳에 눕히고 머리를 옆으로 돌리게 한다. 의식을 잃었을때는 회음, 소료, 내관, 용천, 혈들에 엄지손가락으로 누르며 문지르기를 계속한다.

의식이 돌아오면 기혈순행을 개선시키기 위하여 태연, 후계, 족삼리, 혈들에 엄지손가락으로 문지르며 누르기를 한다. 이와함께 신궐혈에 뜸을 뜨면 좋다.

57 의식을 잃고 쓰러졌을때

환자를 움직이지말고 절대 안정시키며 뇌혈관 출혈성 질병일때는 머리쪽을 높여주고 뇌빈혈성 질병일때는 머리쪽을 낮추어준다. 의식을 회복시키기 위하여 질병에 관계없이 인중, 소료, 내관, 중충, 용천, 혈들에 손톱으로 찌르기 또는 꼬집기를 하고 합곡, 족삼리 혈들에 엄지손가락으로 누르며 문지르기를 한다.

58 피로회복

먼저 환자가 반듯이 누운 자세에서 엄지와 검지 손가락으로 각각 손가락마다 비비며 쓰다듬기를 하고 팔과 다리에 비비며 쓰다듬기를 하며 곡지, 내관, 족삼리, 태충혈들에 엄지손가락으로 누르며 문지르기를 한다.

다음으로 환자가 엎드려 누운 자세에서 목뒤에서부터 어깨, 잔등, 허리, 엉치, 다리뒤면에 내려 가면서 두손바닥으로 밀기를 하고 풍지, 심유, 신유, 환도, 위중, 승산, 혈들에 엄지손가락으로 누르며 문지르기를 한다.

마지막으로 어깨로부터 다리까지 허리와 엉치에 중점을 두고 손바닥모서리로 두드리기를 가볍게 한다.

발바닥 수법치료

태양신경총, 그뒤에 있는 부신, 부갑상선 반사구들에 누르며 문지르기를 한다.

59 노화방지

머리 위에 열손가락으로 훑기를 하고 여러 손가락이 후두골에 놓이도록 두손바닥을 양쪽 귀에 감싸댄 다음 검지손가락을 가운데 손가락위에 올려놓고 그 위에서 내려 미끌면서 후두골부위에 두드리기를 한다.

발바닥 수법치료

엄지발가락에있는 머리, 뇌하수체, 용천혈에 누르며 문지르기를 한다.

60 팔다리 관절의 염좌

1. 치료원칙

염좌는 외상에 의하여 관절이 정상적인 운동범위를 벗어나 비틀어지면서 생긴다. 다친 직후에는 수법치료를 염좌 부위에 직접하지 않고 그보다 윗부위의 근육들에 아래로부터 위로, 밀기, 비비기, 주므르기등을 하여 순환장애를 충분히 풀어준 다음 치료 부위의 치료를 한다.

치료 부위에 수법치료를 직접할 때는 조급하게 하지 않고 아픔과 붓는 정도에 맞게 부드럽게 하다가 점차세게 하여야 한다. 그리고 내출혈을 방지하기 위하여 누르며 문지르기(힘있게 누른 상태에서 가볍게 문지르기)를 기본으로 하면서 다른 손쓰기를 잘 배합 하여야 한다. 이때의 모든 손쓰기의 방향은 아래로부터 위로 향하게 하여야 한다.

염좌때 무조건 24시간 전에는 수법치료를 하지 말아야 한다는 주장도 있는데 골절, 내출혈 등이 심하지 않을 때는 인대들과 뼈 마디부위에 대한 수법치료를 빨리 하는 것이 좋다. 만일 내출혈이 심하면 침, 부항, 수법치료를 배합하여 진행하는 것이 효과적이다.

수법치료는 어혈을 풀고 혈액순환을 잘되게 하며 염증을 없애고 아픔을 멈추는 원칙에서 한다.

2. 치료방법

① **어깨 관절 염좌** : 환자가 앉은 자세에서 먼저 다친 부위에 손바닥으로 고리 모양 비비기와 양 손바닥으로 마주비비기를 하고 관절에 엄지손가락으로 문지르기와 찌르기, 그리고 주무르기를 한다. 다음으로 곡지, 견우, 견료, 대견, 천종, 뇌유, 거골, 견정, (소장경)혈들과 유발점들에 엄지손가락으로 누르며 문지르기를 한다. 그다음으로 관절에 돌리기, 털기, 흔들기 (필요에 따라 당기기)등을 가볍게 하고 어깨와 겨드랑이 부위에 주무르기와 굴리기를 한다. 마지막으로 다시 양 손바닥으로 마주비비기를 한다.

② **팔굽 관절 염좌** : 환자가 앉은 자세에서 먼저 합곡, 외관에 누르기를 하고 치료 부위에 비비기를 한다. 다음으로 곡지, 척택, 곡택, 안쪽 소해, 수삼리, 천정, 바깥 소해 혈들과 유발점들에 엄지손가락 또는 가운데 손가락으로 누르며 문지르기를 한다. 마지막으로 팔굽 관절의 돌리기(굽히기, 펴기, 안팎으로 돌리기,)와 털기를 한다.

③ **손목관절염좌** : 환자가 앉은 자세에서 먼저 치료 부위에 여러 손가락으로 비비기를 하고 손바닥과 손등에 엄지손가락으로 누르며 문지르기를 하며 손목관절에 돌리기(굽히기, 펴기, 안팎으로 돌리기)를 한다. 다음으로 합곡, 양지, 양계, 양곡, 대릉, 외관, 태연, 신문, 수삼리, 혈들과 유발점들에 엄지손가락으로 누르며 문지르기

를 하고 관절에 비틀기(뒤로 제치기)를 가볍게 한다. 그 다음으로 손가락 관절에 대한 당기기를 하고 손바닥과 손등에 가벼운 굴리기를 한다. 마지막으로 비비기를 한다.

④ **손가락관절염좌** : 환자가 앉은 자세에서 돌리기(굽히기, 펴기, 안팎으로 돌리기)를 한다. 다음으로 엄지와 검지손가락으로 마주비비기를 하고 외관, 내관, 수삼리,혈들에 엄지손가락으로 문지르며 누르기를 하며 손가락으로부터 손등, 손목까지 올라가면서 여러 손가락으로 밀기를 안팎으로 한다.

⑤ **대퇴관절염좌** : 환자의 상처 치료부위가 위로 오게 모로 누운 자세에서 먼저 넓적다리와 엉치에 손바닥으로 쓰다듬기를 하고 환도, 승부, 질변, 거료, 풍시, 현종 혈들에 엄지손가락으로 누르며 문지르기를 한다. 다음으로 관절의 돌리기(굽히기, 펴기) 안팎으로 돌리기를 가볍게 하고 넓적다리와 오금의 안쪽 부위, 엉치에 굴리기를 한다. 마지막으로 다시 쓰다듬기와 비비기를 한다.

⑥ **무릎관절염좌** : 환자가 반듯이 누운 자세에서 먼저 치료할 무릎에 여러 손가락으로 쓰다듬기와 양 손바닥으로 마주 비비기를 하고 무릎뼈와 관절에 엄지손가락으로 찌르기, 주무르기(무릎뼈를 상하, 좌우로 움직인다)를 한다. 다음으로 학정, 양구, 슬안, 양릉천, 음릉천, 위중, 승산, 족삼리 혈들과 유발점 들에 엄지손가락으로

누르며 문지르기를 하고 관절에 돌리기(굽히기, 펴기)를 한다. 마지막으로 다시 쓰다듬기를 한다.

⑦ **발목관절염좌** : 환자가 반듯이 누운 자세에서 먼저 상한 부위에 여러손가락으로 비비기와 쓰다듬기를 하고 발목과 발잔등의 관절들에 여러 손가락으로 누르며 문지르기를 한다. 다음으로 현종, 해계, 조해, 태계, 구허, 신맥, 곤륜, 삼음교, 혈들에 엄지손가락으로 누르기를 한다. 그 다음으로 발목과 발몸의 관절들에 돌리기를 가볍게 한다. 마지막으로 다시 발목과 발등에 비비기와 쓰다듬기를 한다. 환자자신이 건강한 쪽의 손으로 염좌된 관절부위를 쓰다듬고 부은곳을 문지르며 아픈곳을 가볍게 누르고 관절운동을 하도록 한다.

61 관절염

1. 치료원칙

관절염은 그 발생원인이 아직 완전히 해명되었다고 볼 수 없으나 류마치스관절염은 용혈성 사술알균의 감염으로, 류마치스양 관절염은 자기면역 혹은 내분비기능의 장애로, 골관절염은 외상이나 바르지 못한 자세, 내분비장애, 유전등으로 생길 수 있다고 보고 있다. 한의학에서는 비증 또는 역절풍이라고 하며 그것이 풍한습사가 사지경락에 침습하여 관절부위의 기혈순행이 장애되기 때문에 생긴다고 본다.

수법치료는 경락을 소통시키고 기혈순행이 잘 되게 하는 원칙에서 한다. 국부(아픈 관절부위)와 원도(아픈곳과 연관된 먼곳)를 배합하는 취혈법에 의하여 손쓰기 자극을 준다. 병이 난 관절이 부어있을 때는 유도하는 방법으로 그 부위 위에 수법치료를 한다. 류마치스관절염의 급성기(열이 높을 때)에는 수법치료를 하지 말아야 한다.

2. 치료방법

먼저 관절염 일반에 대한 수법치료를 한다. 환자가 엎드려 누운 자세에서 잔등과 허리에 손바닥으로 쓰다듬기를 하고 비유, 위유, 신유, 풍시, 양룡천 혈들에 엄지손가락으로 문지르며 누르기를 한다. 그리고 환자의 자세를 이동하여 아픈 관절에 손바닥으로 쓰다듬기와 비비기를 하고 여러 손가락으로 주무르기를 하며 가장 심한 유발점에 엄지손가락으로 문지르며 누르기를 한다.

다음으로 부위별 수법치료를 한다(기초편을 참고할 것). 부위별 수법치료를 할 때 국부, 원도 배합 취혈은 다음과 같이 한다.

① **팔의 관절염** : 병난 관절에 관계없이 먼저 제5경추~제1 흉추의 협척혈들에 엄지손가락으로 문지르며 누르기를 한 다음에 **어깨관절염**때는 거골, 견우, 견료, 뇌유, 천종, 중저, 양릉천 혈들에, **팔굽관절염**때는 곡지, 척택, 천정, 안쪽소해, 바깥소해, 합곡 혈들에, **손목과 손가락 관절염**때는 양계, 양지, 완골, 수삼리, 외관, 대릉, 사봉 혈들에 각각 엄지손가락으로 문지르며 누르기를 더 한다.

② **다리의 관절염** : 아픈 관절에 관계없이 먼저 제3~5요추의 협척혈들에 엄지손가락으로 문지르며 누르기를 한다. **대퇴관절염**때는 환도, 거료, 양릉천, 현종 혈들에 **무플관절염**때는 양구, 학정, 슬안, 음릉천, 양릉천, 족삼리 혈들에 **발목관절염**때는 해계, 상구, 태계, 곤륜, 교신, 양교 혈들에 **발가락관절염**때는 공손, 경골, 상구, 양보 혈들에 각각 엄지손가락으로 문지르며 누르기를 더한다.

③ **하악관절염** : 하관, 청궁, 예풍, 합곡 혈들에 **척추관절염**때 해당한 협척혈, 은문, 위중, 인중혈들에 **요천관절염**때는 요양관, 십질추하,

백환유, 단전유, 위중, 곤륜 혈들에 **천장관절염**때는 소장유, 방광
유, 중려유, 백환유 혈들에 각각 엄지손가락으로 문지르며 누르기
를 더한다. 환자자신이 아픈 관절부위를 쓰다듬고 문지르며 유발
점을 누르도록 한다. 환자는 몸을 차게 하지 말고 아픈 관절을 잘
보호하여야 한다.

3. 발바닥 수법치료

아픈 관절에 해당한 반사구에 중점적으로 자극을 준다. 만일 류마치스
관절염이라면 발바닥 중간에 있는 부신, 그 뒤에 연결된 신장, 수뇨관, 방
광 반사구들에 누르며 문지르기를 하고 세 번째발가락에 비비기를 한다.

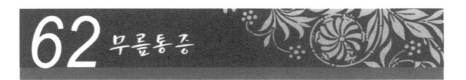

62 무릎통증

1. 치료원칙

무릎통증은 무릎관절의 기능적또는 기질적 병변이 있을때 생기는데 주
로 무릎관절의 만성적손상과 외상에 의하여 연부조직이 손상되었거나
골연화, 골질식증 등이 오면서 생긴다. 한의학에서는 신음이 허한데 풍,한습

의 사기가 관절에 침습하였거나 무릎이 손상을 받아 기혈순행이 장애가 되고 근맥의 영양이 장애되기 때문에 생긴다고 본다.

수법치료에서는 경락을 소통시키고 염증을 없애며 관절을 보호하고 아픔을 멈추는원칙에서 한다.

2. 치료방법

환자가 반듯이 누운 자세에서 먼저 무릎뼈와 관절에 주무르기(무릎 뼈를 상하, 좌우로 움직인다)를 하고 유발점에 문지르기를 한다. 그리고 혈해, 양구, 학정, 슬안, 양릉천 혈들에 엄지손가락으로 문지르며 누르기를 하고 무릎관절의 돌리기(굽히기, 펴기, 안팎으로 돌리기)를 한다.

다음으로 환자가 엎드려 누운 자세에서 무릎뒤면과 장단지에 손바닥으로 쓰다듬기와 반달모양 비비기를 하고 위중, 승산혈부위들에 주무르기와 굴리기를 한다. 그리고 음릉천, 위중, 위양, 음곡 혈들에 엄지손가락으로 누르기를 좀 세게 한다. 마지막으로 다시 무릎의 앞, 뒤면과 장단지에 쓰다듬기를 한다.

만약 무릎 마디에 뜨거운 열이 있으면서 아플 때는 대추, 곡지 혈들에 사법으로, 또한 시린감이 있으면서 아플 때는 족삼리, 상구 혈들에 평보평사법으로, 그리고 아프기만 할 때는 신유, 관원 혈들에 보법으로 문지르며 누르기를 한다.

환자 자신이 무릎관절을 손바닥으로 비비고 아픈 부위와 학정, 슬안, 족삼리 혈들을 손가락으로 문지르며 누른 다음 관절운동을 하도록 한다. 환자는 무릎에 지나친 부담을 주지 않도록 하여야 한다.

3. 발바닥 수법치료

네 번째, 다섯 번째 발가락에 주무르기와 비비기를 하고 바깥복사뼈아
리래 있는 무릎 반사구에 누르기를 하며 발뒤축에 두드리기와 문지르기
를 하고 발목에 돌리기를 한다.

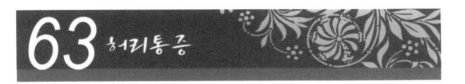

63 허리통증

1. 치료원칙

허리가아픈 것은 근육, 인대, 뼈, 신경, 피줄 그리고 일부 장기의 손상
과 관련 되어 생기는데 그것은 허리연부 조직의 만성적 손상과 척추의
질병들, 추간판탈출, 외상, 신장질병, 일부 부인과 질병때에 생긴다. 한의
학에서는 신이 허해서 근맥의 영향이 장애 되었거나 풍, 한, 습의 사기가 허리의
경맥에 침습 하였을 때, 허리에 어혈이 져서 기혈순행이 장애가 되었을 때 생긴
다고 본다.

수법치료는 좁은 의미에서의 허리통증 즉 연부조직의 만성적 손상에
의한 허리통증을 대상으로 하여 신을 보하고 풍, 한, 습의 사기를 내보내
며 어혈을 풀고 아품을 멈추는 원칙에서 한다. 구체적으로 말하면 신허

304
허리통증

요통은 신을 보하고 기혈순행이 잘되게 하며 아품을 멈추는 원칙에서, 풍습요통은 외감사를 내보내고 기혈순행이 잘되게 하며 아품을 멈추는 원칙에서. 어혈요통은 어혈을 풀고 기혈순행이 잘되게 하며 아품을 멈추는 원칙에서 수법치료를한다.

2. 치료방법

① 신허요통 (요추골이 증식되면서 허리통증이 있다.) : 먼저 환자가 엎드려 누운자세에서 허리에 손바닥으로 쓰다듬기와 비비기를 하고 양쪽 근육에 여러 손가락으로 튕기기를 한다. 그리고 명문, 신유, 지실, 요양관, 대장유, 요안, 요기, 환도, 위중, 승산, 곤륜 혈들에 엄지손가락으로 문지르며 누르기를 하고 유발점을 중심으로 허리에 작은굴리기를 한다. 다음으로 환자가 반듯이 누운자세에서 중완, 기해, 관원, 혈들에 엄지손가락으로 쓰다듬기와 문지르기를 하고 족삼리, 태계, 혈들에 누르기를보법으로 한다. 마지막으로 환자가 앉은자세에서 허리에 다시 가벼운 쓰다듬기와 비비기를 한다.

② 풍습요통 (허리 근육이 만성으로 손상 되면서 한냉을 받아 아품이 생긴다) : 먼저 환자가 엎드려 누운자세에서 허리에 손바닥으로 쓰다듬기를 하며 신유, 요양관, 요안, 환도, 질변 혈들과 유발점에 큰 굴리기를 하고 엄지손가락으로 떨며 누르기를 사법으로 하며 위중, 곤륜, 혈들에 주무르기를 한다. 그리고 허리의 양쪽근육에 여러 손가락으로 튕기기를 하고 주먹으로 밀기와 비비기를 열이 날 때 까

지 하도록 한다. 다음으로 환자가 앉은 자세에서 허리에 손바닥으로 쓰다듬기를 한다.

③ 어혈요통 (외상 휴유증, 인접 장기의 혈액 순환 장애 등에 의하여 허리아품이 생긴다.) : 먼저 환자가 엎드려 누운자세에서 허리에 손바닥으로 쓰다듬기를 가볍고 빠르게 하고 유발점을 중심으로 작은 굴리기를 한다. 그리고 신유, 상료, 차료, 거료, (담경),환도,혈들과 유발점들에 엄지손가락으로 문지르며 누르기를 하고 위중혈에 주무르기를한다. 다음으로 환자가 반듯이 누운자세에서 대퇴관절과 무릎관절에 돌리기를(굽히기, 펴기, 안팎으로 돌기, 휘돌리기)를 한다. 마지막으로 환자가 앉은 자세에서 허리에 돌리기(앞뒤, 좌우로 굽히기, 펴기, 좌우로 돌리기)를 하고 다시 굴리기, 쓰다듬기를 열이 날때까지 하도록 한다. 환자자신이 허리를 쓰다듬고 문지르며 두드린 다음 천추, 기해혈 들을 누르고 장단지를 주무르도록 한다.

3. 발바닥 수법치료

허리반사구를 누르며 문지르기를한다.

64 발바닥이 아플때

1. 치료원칙

발뒤축과 발바닥이 아픈 것은 뼈와 건막, 활낭액, 근육 등이 염증과 중식, 외상등에 의한 손상으로 생긴다. 한의학에서는 신허로 정혈이 부족할때, 한습사가 근맥에 침습 하였거나 외상으로 기혈순행이 장애가 될 때에 생긴다고 본다.

수법치료는 손상된 근육을 풀고 혈이 잘돌게 하며 염증을 없애고 아픔을 멈추는 원칙에서 한다.

2. 치료방법

먼저 환자가 엎드려 누운자세에서 장단지부터 발뒤축까지 내려 가면서 손바닥으로 밀기를 하고 발뒤축에 주무르기를 하며 국소 유발점과 태계, 조해, 수천, 곤륜, 신맥, 복참, 혈들에 문지르며 누르기를 한다. 그리고 무릎을 90°로 구부려 발바닥이 위로 향하게 하고 왼손으로 발목을 잡아고 정시키고 발뒤축의 유발점과 발뒤축에 오른손 주먹으로 쳐준다. (점차 세게) 다음으로 환자가 반듯이 누운자세에서 발목관절에 돌리기를 하고 족근점(아픈 발과 같은쪽의 손뒤축에있다.)에 엄지손가락으로 누르기를 하면서 환자로 하여금 발뒤축으로 땅바닥을 내려 누르도록 한다.

발바닥이 아푼 것은 주로 발바닥의 건초염, 활액낭염, 또는 평발등에
의하여 생기는데 위와 같이 치료하면서 유발점에 문지르기, 누르기를 많
이하고 발몸과 발목의 관절들에 돌리기를 한다.

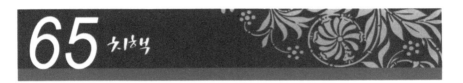

65 치핵

1. 치료원칙

치핵은 만성변비, 배뇨장애, 골반종양, 문맥계통에 혈액이 몰리는것,
자극성음식, 계속 앉아 있는 것등이 원인 의로 인하여 항문주위의 혈액
순환이 원활하지 못해정맥에 울혈이 생기고 주위 조직에 염증이 파급되
어 생긴다. 한의학에서는 자극성음식, 장시간앉아 있는자세, 해산, 변비, 설사
등으로 몸안에서 습, 열, 풍, 조가 뒤썩인 탁기와 어혈이 항문에 몰려서 생긴다
고 본다.

수법치료는 혈액 순환이 잘되게 하고 염증을 없애는 원칙에서 한다. 수
법치료를 하기전에 항문을 더운물로 깨끗이씻는다.

2. 치료방법

먼저 환자가 앉은 자세에서 합곡, 이백, (한곳에 두혈), 공최혈들에 엄지손가락으로 문지르며 누르기를 하고 백회혈에 엄지손가락으로 누르기를 하면서 환자로 하여금 항문 괄약근 수축 운동을 하게 한다.

다음으로 환자가 엎드려 누운자세에서 허리와 천골부에 주먹으로 비비기를 하고 위유, 대장유, 요양관, 혈들에 엄지손가락으로 누르기를 하고 차료, 중료, 요유, 장강, 회양, 승산, 혈들에 엄지 손가락으로 문지르며 누르기를 한다.

그 다음으로 환자가 반듯이 누운 자세에서 아래배에 손바닥으로 비비기와 쓰다듬기를 하고 중완, 천추, 족삼리 혈들에 엄지손가락으로 누르며 문지르기를 한다.

환자 자신이 아침, 저녁으로 항문을 더운물로 씻고 앉은 자세에서 항문을 오므리는 운동을 매일 여러번 하도록 한다.

3. 발바닥 수법치료

다섯 발가락의 뒷모서리에 있는 통곡혈과 발바닥 가운데에 있는 대장 반사구를 누르며 문지르기를 한다.

66 근시

1. 치료원칙

근시는 선천적인 것과 후천적인 것이 있다. 후천적인 것은 주로 눈에 가까운 거리에서 또는 어두운 곳에서 오랜시간 책을 보거나 일하는등 시력을 잘못쓰기 때문에 생긴다. 한의학에서는 양기가 부족하고 음이 성하거나 간, 신이 허할 때 생긴다고 본다.

수법치료는 후천적 근시를 대상으로 눈주위 경기를 돋구워 주는 원칙에서 한다.

2. 치료방법

환자가 앉은자세에서 먼저 눈동자과 눈썹뼈를 중심으로 그 주변에 엄지 손가락으로 비비기를 하고 정명, 찬죽, 사죽공, 동자료, 승읍, 어요, 양백, 사백, 혈들에 엄지손가락으로 문지르며 누르기를 한다.

다음으로 풍지, 대추, 합곡, 내관, 족삼리, 혈들에 엄지 손가락으로 문지르며 누르기와 비비기를 피부가 불그스레 해질때 까지 한다.

환자 자신이 눈둘레를 비비고 누르며 합곡, 내관, 족삼리 혈들을 누르며 문지르도록 한다. 환자는 자세를 바로 잡아야 하며 심하면 근시안경을 써야 한다.

3. 발바닥 수법치료

다섯 개의 발가락 가운데서 유발점을 누르며 문지르기를 하고 엄지발가락에 주무르기와 누르며 문지르기를 한다.

67 눈다래끼

1. 치료원칙

화농균의 감염에의한 급성 화농성 염증으로서 몸의 저항력이 약해졌을 때 자주 생긴다. 한의학에서는 위화가 치밀어 올라서 생긴다고 본다.

수법치료는 눈꺼풀의 혈액순환을 좋게하여 염증을 없애고 아픔을 멈추며 화가 치밀어 오르지 못하도록 장부를 다스리는 원칙에서 한다.

2. 치료방법

환자가 앉은자세에서 먼저 합곡, 곡지, 혈들에 누르기를 하고 소상, 소택, 은백 혈들에 엄지 손가락으로 문지르기와 찌르기를 한다.

다음으로 눈거풀에 안쪽에서부터 바깥쪽으로 엄지 손가락으로 밀기를 하고 위꺼풀 눈다래끼 때는 정명, 찬죽, 어요, 사죽공 혈들에, 아래꺼풀 눈 다래끼 때는 정명, 승읍, 동자료, 혈들에 엄지손가락으로 문지르며 누르기를 한다.

마지막으로 중환, 천추, 족삼리, 공손 혈들에 엄지 손가락으로 문지르며 누르기를한다.

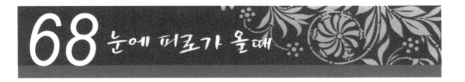

환자가 앉은자세에서 두눈을 가볍게 감게 한다음 그위에 두손의 엄지 손가락으로 문지르며 누르기를 하고 정명, 찬죽, 어요, 사죽공, 동자료, 승읍, 혈들에 가운데 손가락으로 문지르며 누르기를 한다.

발바닥 수법치료

눈반사구와 용천혈에 누르며 문지르기를한다.

69 축농증

1. 치료원칙

감기나 세균의 침입에 의하여 코점막의 급성염증으로 생겼다가 만성화 되거나 코점막에 대한 여러 가지 유해자극에 의하여 만성적으로 생기기도 한다. 한의학에서는 몸이 허약하고 외감으로 폐기가 잘 퍼져 나가지 못하여 생긴다고 본다. 수법치료는 사기를 내보내고 코를 선통시키며 염증을 없애는 원칙에서 한다.

2. 치료방법

환자가 앉은 자세에서 먼저 합곡, 곡지, 혈들에 엄지 손가락으로 누르기를 하고 양쪽 찬죽혈로부터 코 기슭을 따라 영양혈까지 내려가면서 엄지손가락으로 밀기와 비비기, 쓰다듬기를 하며 양쪽 코 날게에 엄지 손가락으로 문지르기를 한다.

다음으로 상성, 비통, 영향, 인중, 풍부, 풍지, 폐유, 혈들에 엄지 손가락으로 누르기를 하고 경추 부위에 여러 손가락으로 문지르기를 한다.

3. 발바닥 수법치료

부신, 코 반사구를 누르며 문지르기를한다.

70 목구멍이 아플때

1. 치료원칙

상기도 감염과 급성 및 만성 인후염, 편도염 같은 때에 자주생긴다. 한
의학에서는 폐와 위에 열독이 머물러 있고 밖으로 부터 풍사가 침습하여 생긴다
고 본다.

수법치료는 경락을 소통시켜 열독을 내보내고 염증을 없애며 아픔을
멈추는 원칙에서 한다.

2. 치료방법

환자가 앉은 자세에서 먼저 소상혈에 엄지손가락으로 찌르기를 하고
합곡, 곡지 혈들에 엄지손가락으로 누르기를 한다. 그리고 후두결절을
중심으로 그 양옆과 아래위에 한손으로 주무르기와 두손으로 꾸미기를
하고 염천, 지구,(신혈), 천돌, 인영, 수돌, 기사, 천용, 부돌, 천정 혈들에
엄지 손가락으로 문지르며 누르기를 한다.

경추 부위에 위에서 아래로 내려 가면서 주무르기를 한다.

다음으로 풍지, 풍부, 견정(담경) 혈들에 엄지손가락으로 문지르며 누
르기를 하고 경추 부위에 위에서 아래로 내려 가면서 주무르기를 한다.

3. 발바닥 수법치료

용천혈, 연곡을 문지르며 안쪽 복사뼈밑 부위를 누르기와 비비기를 한다.

71 목이 쉬었을때

1. 치료원칙

성대 주위의 염증이나 신경기능장애, 또는 종양 등으로 생긴다. 한의학에서는 풍한이나 풍열이 폐에 침습하여 기도가 장애되기 때문에 생긴다고 본다.

수법치료는 염증과 기능성 목쉬기를 대상으로 하여 외감사기를 내보내고 폐기를 소통시키며 어혈을 풀고 목청을 조화시키는 원칙에서 치료한다. 종양에 의하여 목이 쉰 것은 수법치료 대상으로 하지 않으며 성대를 무리하게 써서 목이 쉰 것은 성대를 안정시켜야 한다.

2. 치료방법

환자가 앉은 자세에서 먼저 소상, 어제, 합곡, 곡지, 혈들에 엄지 손가락으로 누르기를 한다. 그리고 목의 앞과 옆에 손바닥으로 돌려 비비기를 하고 염천, 지구(신혈), 천돌, 인영, 수돌 혈들과 국부의 민감한 유발점들에 엄지손가락으로 문지르며 누르기를 한다.

　다음으로 목의 옆에서 후두 결절 바로옆, 흉쇄유양근의 앞기슭, 흉쇄유
양근의 뒤기슭을 각각 지나가는 3개의 세로선에 각각 엄지와 검지손가락
으로 마주 비비기를 한다. 마지막으로 목뒤에서 풍지, 풍부, 혈들에 엄지
손가락으로 문지르기를 하고 경추 부위에 쓰다듬기를 한다.

72 귀가 아플때

　앉은 자세에서 두 번째 및 세 번째 손가락을 벌려 귀 아래로 부터 올려
귀뿌리를 그사이에 끼운 다음 아래, 위로 쓰다듬기와 문지르기를 하고
청궁, 예풍, 하치통혈, 곡지, 합곡, 완골 혈들에 가운데 손가락 또는 엄지
손가락으로 누르기를 한다.

73 멀미가 날때

앉은자세에서 경추의 양쪽 목덜미에 엄지손가락으로 문지르기를 하고 사죽공, 중저, 여태 혈들에 엄지손가락으로 누르며문지르기를 한다.

74 코피가 날때

앉은 자세에서 머리를 약간 뒤로 제치게 한다음 목덜미로부터 대추혈 까지 내려 가면서 손바닥 모서리로 가벼운 두드리기를 하고 엄지손가락 으로 문지르며 누르기를 한다. 그리고 척택혈에 엄지 손가락으로 누르며 문지르기를 한다.

다른 방법은 환자를 반듯이 눕혀놓은 다음 발을 들고 아킬레스건을 손 바닥 모서리로 두드려준다.

75 입안에 염증이 생겼을때

1. 치료원칙

영양이 부족하고 저항력이 약해졌거나 여러 가지세균에 감염되어 생긴다. 한의학에서는 비위의담열 (습담이 몰려 열로 화한것)이나 하초의 허화가 치밀어 오를때 또는 입안이 불결할 때 생긴다고 본다.

수법치료는 담열(습담의 열)을 내려주고 염증을 없애며 아픔을 멈추는 원칙에서 한다.

2. 치료방법

먼저 환자가 앉은 자세에서 머리뒤, 목뒤, 어깨에 여러 손가락으로 갈라 밀기를 하고 풍지, 풍부, 대추, 견정(담경)혈들에 엄지손가락으로 문지르며 누르기를 한다. 그리고 입술 둘레와 양볼 부위에 여러 손가락으로 쓰다듬기를 하고 인중, 승장, 지창, 염천 혈들에 엄지손가락으로 문지르며 누르기를 한다.

다음으로 환자가 반듯이 누운 자세에서 배위에 손바닥으로 쓰다듬기와 비비기를 하고 중완, 곡지, 수삼리, 합곡, 수중평(가운데 손가락이 손바닥과 갈라지는 선의 중심점), 수삼리, 족삼리 혈들에 엄지 손가락으로 누르기를 한다.

그 다음으로 환자가 엎드려 누운자세에서 잔등에 방광경을 따라 내려
가면서 손바닥으로 쓰다듬기를 하고 간유, 비유, 위유, 삼초유에 엄지손
가락으로 문지르며 누르기를 한다. 본인 스스로가 입술둘레의 양쪽볼을
쓰다듬고 목옆을 두손으로 주무르며 인중, 승장, 지창, 예풍, 합곡, 수중
평 혈들을 누르도록 한다. 환자는 자극성 음식을 먹지 말고 야채를 많이
섭취하며 연한 소금물로 양치질하는 것이 좋다.

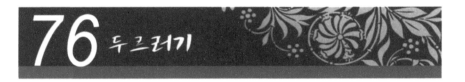

76 두드러기

1. 치료원칙

여러 가지 인자들의 자극에 의하여 혈관의 투과성이 높아진 결과로 생
긴다. 여기에는 외적으로 한냉, 온열 등 물리적, 화학적 인자들과 내적으
로 음식물, 약물, 먼지, 꽃가루, 털 등 소화기성,호흡기성 인자들 그리고
병조 감염성 인자들이 작용한다. 한의학에서는 안으로 습열이 몰리고 밖으
로 풍한사를 받아 피부락맥이 엉켜서 생기거나 체질적 소인에 의해서 생긴다고
본다.

수법치료는 풍한사를 내보내고 어혈을 푸는 원칙에서 한다.

2. 치료방법

먼저 환자를 누운자세에서 팔, 다리에 손바닥으로 쓰다 듬기를 가볍게 하고 곡지, 합곡, 혈해, 음릉천, 삼음교, 혈들에 엄지손가락으로 누르며 문지르기를 한다.

다음으로 환자가 엎드려 누운 자세에서 목뒤와 잔등에 손바닥으로 쓰다듬기를 가볍게 하고 풍지, 제2-5흉추 및 제1-4천추의 협척 혈들에 엄지손가락으로 문지르며 누르기를 한다.

한냉성 두드러기는 풍문, 외관, 위중,혈들에, 풍열성 두드러기 때는 대추, 폐유, 곡택, 렬결, 혈들에, 습독성 두드러기는 음릉천, 위중, 혈들에, 음식성 두드러기 때는 족삼리, 내정, 혈들에, 만성두드러기 때는 장문, 중완, 폐유, 혈들에 각각 엄지손가락으로 누르며 문지르기를 더 한다.

본인 스스로가 곡지, 합곡, 혈해, 족삼리, 삼음교, 혈들을 손가락으로 누르면서 문지르도록 한다. 두드러 환자가 배가 아프면서 설사가 나거나 가슴이 답답하면서 숨이 찰때는 약물치료를 병행하여야 한다.

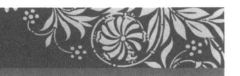

77 생리통

1. 치료원칙

생리통은 처녀시기의 첫 월경때부터 생길수도 있고 정상적으로 월경을 하던 여성에게 도중에 생길수도 있다. 중요하게는 자궁수축력의 항진(내분비인자), 지각신경감수성의 항진과 관련되며 그밖에 자궁발육 부전, 자궁목관의 협소, 또는 폐쇄, 자궁위치 이상, 정신적 과긴장 등에 의해서 생긴다. 한의학에서는 어혈이나 한냉으로 기의 순행이 장애 되고 뒤따라 충 임맥과 포궁 맥락이 막혀서 생긴다고 본다. 월경전부터 아픈 것은 기체혈어에 속하고 월경후에 아픈 것은 허한에 속한다.

수법치료는 충임맥과 자궁의 기혈을 소통시키고 아품을 멈추는 원칙에서 치료한다.

2. 치료방법

먼저 환자가 무릎을 세우고 반듯이 누운자세에서 아래배에 손바닥으로 쓰다듬기와 비비기를하고 엄지 손가락으로 음교, 관원, 대거, 귀래 혈들에 떨며 누르기를 한다. 그리고 넓적 다리로부터 발목까지 내려 가면서 손바닥으로 쓰다듬기와 타래모양 비비기를 하고 혈해, 족삼리, 삼음교 혈들에 엄지손가락으로 문지르며 누르기를 한다.

다음으로 환자가 엎드려 누운 자세에서 잔등과 허리, 천골부위에 양 손바닥으로 쓰다듬기를 하고 독맥과 방광경을 따라 내려 가면서 손뒤축으로 누르며 비비기를 한다. 그리고 신주, 신유, 기해유, 대장유, 상료, 차료혈들에 엄지손가락으로 문지르며 누르기를 한다.

기체 혈어로 생긴 생리통때는 기해, 곡골, 거료, 지기, 간유, 요안, 제11흉추 아래의 모든 협척들에 겹쳐 얹은 엄지 손가락으로 누르며 문지르기를(사법)하고 허한으로 생긴 생리통때는 중완, 관원, 은백, 태돈, 비유, 명문 혈들에 엄지 손가락으로 문지르며 누르기를 (보법)한다.

환자자신이 아래배를 쓰다듬고 비비며 음교, 관원, 족삼리, 삼음교, 혈들을 문지르며 누르도록 한다.

3. 발바닥 수법치료

엄지발가락을 비비기를 하고 생식기 반사구를 누르며 문지르기 한다.

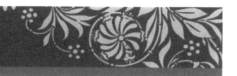

78 무월경

1. 치료원칙

무월경은 생리적 무월경, 가성 무월경, 병적 무월경으로 구분할 수 있다. 여기서 이야기 하는 무월경은 병적 무월경인데 응당 월경이 정상적으로 있어야 할 여성이 병적으로 월경이 없는 것이다. 병적 무월경은 자궁과 난소의 기능부전, 내분비기능장애, 정신적 영향, 중증질병 등이 그 원인으로 된다. 한의학에서는 비, 신의 허손으로 혈생성이 장애되거나 많은 실혈로 포맥경혈이 부족할 때, 칠정내상으로 간기가 울체되거나 어혈, 습담 등이 생겨 충임맥 순환이 장애 되었을 때에 생긴다고 본다.

수법치료는 비, 신을 조절하고 충임맥 순행이 잘 되게 하는 원칙에서 한다.

2. 치료방법

① 포맥경혈이 부족할 때 : 먼저 환자가 무릎을 세우고 반듯이 누운 자세에서 아래배에 손바닥으로 쓰다듬기를 하고 양쪽 옆에서부터 각각 관원, 중극, 곡골 방향을 향하여 여러 손가락으로 모아 밀기를 한다. 그리고 중완, 천추, 기해, 관원, 귀래혈들에 엄지 손가락으로 떨며 누르기를 하고 혈해, 족삼리, 삼음교 혈들에 엄지 손가락으로 문지르며 누르기를 한다. 다음으로 환자가 엎드려 누운 자세에서

잔등과 허리에 독맥과 방광경을 따라 손바닥으로 쓰다듬기를 하고 고황, 격유, 비유, 신유, 명문, 대장유, 팔료 혈들에 엄지손가락으로 떨며 누르기를 한다. 그리고 허리와 잔등에 독맥과 방광경을 따라 올라가면서 꾸미기를 가볍게 한다.

② 충임맥순행이 장애되었을 때 : 먼저 환자가 무릎을 세우고 반듯이 누운 자세에서 아래배에 손바닥으로 쓰다듬기를 하고 관원혈을 중심으로 주변으로부터 가운데로 여러 손가락으로 고리 모양 비비기를 하며 기해, 기충 혈들에 여러 손가락으로 떨며 누르기를 한다. 그리고 발목으로부터 넓적다리까지 올라 가면서 손바닥으로 쓰다듬기와 주무르기를 하고 음포, 곡천, 지기, 행간, 태충 혈들에 문지르며 누르기를 한다. 다음으로 환자가 엎드려 누운 자세에서 잔등과 허리, 천골부에 손바닥으로 쓰다듬기와 작은 굴리기를 하고 간유, 신유, 팔료, 요유 혈들에 엄지 손가락으로 떨며 누르기를 한다. 희발월경, 과소월경도 위와 같은 방법으로 치료한다. 환자자신이 아래배를 비비고 기해, 기충, 혈해, 지기, 삼음교 혈들을 문지르도록 한다.

3. 발바닥 수법치료

엄지발가락바닥의 안쪽 기슭에 있는 비경, 새끼발가락 바닥의 뒤쪽에 있는 방광경, 바깥 복사뼈의 뒤쪽 아래에 있는 난소, 안쪽 복사뼈의 아래에 있는 자궁 반사구들에 누르며 문지르기를 한다.

79 기능성 자궁 출혈(과다월경 포함)

1. 치료원칙

기능성 자궁 출혈은 자궁의 기질적 변화가 없이 시구하부, 뇌하수체, 난소의 주기적인 내분비기능 고리에 이상이 있어 생긴다. 한의학에서는 비기의 허손으로 통혈기능이 장애될 때, 간경의 실혈로 장혈기능이 장애될 때에 충임맥, 포맥의 기능이 실조 되면서 생긴다고 본다.

수법치료는 비와 간을 조절하고 혈을 통섭하며 원기를 돋구어주는 원칙에서 한다.

2. 치료방법

먼저 환자가 무릎을 세우고 반듯이 누운자세에서 아래배에 손바닥으로 쓰다듬기를 하고 관원혈을 중심으로 그 주변에 여러 손가락으로 고리 모양 비비기를 원심성으로 하며 음교, 관원, 자궁, 기충 혈들에 엄지손가락으로 떨며 누르기를 한다. 그리고 다리에 손바닥으로 쓰다듬기를 하고 혈해, 양릉천, 삼음교, 행간, 은백 혈들에 엄지 손가락으로 문지르며 누르기를 한다. 다음으로 환자가 엎드려 누운 자세에서 잔등, 허리, 천골 부위까지 양 손바닥으로 쓰다듬기와 비비기를 하고 격유, 간유, 비유, 신유, 명문혈들에 엄지손가락으로 떨며 누르기를 한다.

과다월경도 위와 같은 방법으로 치료한다.

환자자신이 아래배를 쓰다듬고 음교, 관원, 백회, 삼음교, 은백 혈들을 문지르며 누르도록 한다.

3. 발바닥 수법치료

엄지 발가락 바닥에 있는 뇌하수체, 발바닥의 중심에 있는 부신, 바깥 복사뼈의 뒤쪽 아래에 있는 난소, 안쪽 복사뼈 아래에 있는 자궁 반사구 들에 누르며 문지르기를 한다.

80 자궁하수

1. 치료원칙

자궁하수는 불합리한 해산과 내장하수를 비롯한 여러 가지 원인으로 자궁지지 근육들이 늘어나 처져내리면서 생긴다. 한의학에서는 몸이 허약하여 중기가 아래로 가라 앉거나 신기 부족으로 생긴다고 본다.

수법치료는 기를 보하고 끌어올리는 원칙에서 한다.

2. 치료방법

먼저 환자가 무릎을 세우고 반듯이 누운 자세에서 아래배에 임맥과 위경을 따라 여러 손가락으로 주무르기와 쥐고 떨기를 가볍게 한다. 그리고 불두덩이에서 부터 배꼽으로 올라가면서 손뒤축으로 밀기를 하고 중극, 기해, 기충, 귀래, 유도, 유포 혈들에 엄지손가락으로 떨며 누르기를 한다. 또한 혈해, 곡천, 음릉천, 삼음교, 태충 혈들에 엄지손가락으로 문지르며 누르기를 한다.

다음으로 환자가 엎드려 누운 자세에서 요천부에 손바닥으로 비비기를 하고 겹쳐 얹은 손바닥으로 누르기를 한다. 그리고 백회, 신유, 명문 혈들에 엄지손가락으로 문지르며 누르기를 한다. 자궁 불완전 탈출도 위와 같은 방법으로 치료한다.

환자 자신이 아래배를 돌려(시계바늘이 도는 방향으로) 비비고 양쪽 근육을 쥐고 떨며 불두덩이 에서 배꼽을 향하여 누르면서 올려 밀도록 한다. 그리고 반듯이 누웠다 방향을 바꾸지 않고 똑바로 일어나 앉는 운동을 자주 하는 것이 좋다.

환자는 무거운 물건을 들거나 힘을 많이 쓰는 일을 무리하게 하지 말아야 한다.

81 외음부 가려움증 (외음염)

1. 치료원칙

외음부 가려움증은 국부의 감염으로 생길뿐 아니라 신경, 내분비 및 대사 장애 그리고 비타민 부족증과 알레르기에 의해서도 생길 수 있다. 한의학에서는 외음의 불결, 습열이 아래로 몰릴 때, 음이 허하고 혈이 건조할 때에 생긴다고 본다.

수법치료는 염증을 없애고 가려움을 멈추는 원칙에서 환자자신이 하는 것을 기본으로 한다.

2. 치료방법

먼저 반듯이 누워서 오른손 바닥으로 아래배를 시계바늘이 도는 방향에 일치하게 돌려 비비고 아픈 곳을 여러 손가락으로 깊이 문지른다. 그리고 중극, 귀래, 곡골, 기충 혈들을 엄지 손가락 끝으로 내려 누른다(아픈 곳은 더 많이 누른다.) 다음으로 왼쪽 모로 누워서 다리를 약간 굽히고 오른손의 가운데 손가락으로 장강혈을 올려 누른다. 마지막으로 일어나 앉아서 혈해, 삼음교, 여구 혈들을 엄지 손가락으로 문지르며 누른다.

외음염도 위와 같은 방법으로 치료한다. 환자는 본인 스스로 수법치료를 매일 2번식 하며 연한 더운 소금물로 외음부를 자주 씻는 것이 좋다.

82 유선증

I. 치료원칙

유선증은 많은 경우에 중년기 및 갱년기의 여성들속에서 성호르몬의 불균형으로 젖가슴이 만성적으로 비염증성 증식을 일으켜 생긴다. 한의 학에서는 칠정내상과 비의 운화기능의 장애로 기와 담이 가슴에 몰리거나 간, 신의 부족으로 충임맥이 조화되지 못하여 생긴다고 본다.

수법치료는 비, 간, 신을 다스리고 기혈을 소통시키는 원칙에서 한다.

2. 치료방법

먼저 환자가 반듯이 누운 자세에서 가슴복판에 흉골을 따라 내려 가면 서 오른쪽 손 뒤축으로 밀기를 하고 가슴통에 늑골을 따라 어깨쪽을 향 하여 양 손바닥으로 갈라 밀기를 한다. 그리고 젖가슴 주위에 여러 손가 락으로 돌려 비비기를 하고 중부, 단중, 중완 혈들에 문지르며 누르기를 한다. 또한 팔의 안쪽면에 내려가면서 손바닥으로 밀기를 하고 팔 아래 에 팔목을 향하여 내려가면서 손뒤축으로 누르기를 하며 곡지, 내관 혈 들에 엄지 손가락으로 문지르며 누르기를 한다.

상체가 끝나면 다리의 안쪽면에 내려가면서 손바닥으로 밀기를 하고 다리에서 발목을 향하여 내려가면서 손뒤축으로 누르기를 하며 음릉천,

여구, 삼음교, 태충 혈들에 엄지손가락으로 문지르며 누르기를 한다.

　다음으로 환자가 엎드려 누운 자세에서 잔등 위로부터 허리까지 내려 가면서 양손바닥으로 밀기를 하고 견정(담경), 천종, 궐음유, 고황, 간유 혈들에 엄지 손가락으로 누르기를 한다.

　환자 자신이 흉골부위과 젖 몸 부위를 여러 손가락으로 문지르면서 누 르고 중부, 단중, 중완 혈들을 누르도록 한다. 그리고 두팔의 안쪽면을 위 에서 아래로 내려 가면서 손바닥으로 밀고 곡지, 내관 혈들을 손가락으 로 누르도록 한다.

　다음으로 다리아래의 경골 안기슭을 위에서 아래로 문지르면서 누르고 유발점(음릉천에서 1치아래)을 잘 누르며 여구, 삼음교, 태계, 태충 혈들을 엄지손가락으로 누르도록 한다. 이러한 조작은 몸의 양쪽에서 다 한다.

83 갱년기 장애

1. 치료원칙

　갱년기 장애는 45살정도에 이른 여성들 속에서 여러 가지 내분비선들 의 퇴행성 변화를 동반하는 내분비 기능 실조가 식물 신경 계통과 반응

하여 내분비 식물 신경 증후군으로 나타나는 것이다. 한의학에서는 신기와 충임맥이 허손되고 정혈이 부족하여 장부 경락이 몸을 영양하고 덥히는 기능이 실조되기 때문에 여러 장부의 장애 증상들이 뒤엉키어 복잡하게 나타난다고 본다.

수법치료는 장부의 정기를 돋구어주고 충임경맥을 소통시키며 정신을 안정시키는 원칙에서 한다.

2. 치료방법

먼저 환자가 반듯이 누운 자세에서 팔의 안쪽면에 손바닥으로 쓰다듬기를 하고 극문, 내관, 신문 혈들에 누르기를 한다. 배에 손바닥으로 비비기를 하고 극문, 내관, 신문 혈들에 엄지 손가락으로 떨며 누르기를 한다.

다리의 안쪽면과 앞면에 손바닥으로 쓰다듬기를 하고 족삼리, 삼음교, 태충 혈들에 엄지손가락으로 누르기를 한다. 그리고 이마와 눈 두덩 부위에 엄지 손가락으로 갈라 밀기를 하고 인당, 어요, 양백, 태양, 백회 혈들에 엄지 손가락으로 문지르며 누르기를 한다.

다음으로 환자가 엎드려 누운 자세에서 잔등과 허리, 요천부에 양 손바닥으로 쓰다듬기를 열감이 나게 하고 요유혈부터 대추혈까지 독맥과 방광경을 따라 올라가면서 꾸미기를 한다. 그리고 폐유, 심유, 간유, 비유, 신유, 명문, 기해유, 관원유 혈들에 엄지 손가락으로 문지르며 누르기를 한다.

다리의 뒤면과 바깥면에 손바닥으로 쓰다듬기를 하고 위중, 승산, 용천 혈들에 엄지손가락으로 문지르며 누르기를 한다.

환자 자신이 가슴과 배를 열이 나게 비비고 단중, 중완, 관원, 중극, 내관, 신문, 족삼리, 삼음교 혈들을 문지르며 누르도록 한다. 환자는 생활을 규칙적으로 하고 안정을 취해야 한다

3. 발바닥 수법치료

엄지 발가락의 바닥과 근부, 엄지 발가락 뒤에 있는 비경, 새끼 발가락 뒤에 있는 방광경 등 반사구들과 용천혈에 누르며 문지르기를 한다.

84 자궁수축이 나쁠때

환자가 반듯이 누운 자세에서 배에 손바닥을 밀착시키고 오른쪽에서 왼쪽으로 이동하면서 아래배(배꼽과 불두덩 사이)에 떨며 누르기를 하고 타래모양 비비기를 한다. 그리고 관원, 합곡, 삼음교, 족삼리 혈들에 엄지 손가락으로 문지르며 누르기를 한다.

85 어린이 소화불량

1. 치료원칙

어린이 소화불량은 어린아이를 잘못 돌봐 기후의 영향을 받았거나 젖과 음식을 잘못 먹었을 때에 생긴다. 특히 삼출성 체질 아기들속에서 흔히 생길 수 있다. 그밖에 세균, 비루스에 의한 위장관의 감염으로 생기는 것도 있다. 한의학에서는 풍한, 서습의 기후적 영향을 받거나 젖과 음식을 잘못 먹었을 때, 또는 비위의 양기가 부족할 때에 운화기능(소화 흡수 기능)이 장애되기 때문에 생긴다고 본다.

수법치료는 중독 증상이 심하지 않는 소화불량을 대상으로 하여 비위의 운화기능을 높여 주는 원칙에서 한다.

2. 치료방법

먼저 환자가 반듯이 누운 자세에서 배에 여러 손가락으로 쓰다듬기를 하고 가운데 손가락으로 비비기(시계바늘이 도는 방향에 일치하게)를 하며 중완, 천추, 기해, 관원 혈들에 가운데 손가락으로 문지르며 누르기를 한다. 그리고 팔다리에 주무르기를 하고 사봉, 족삼리 혈들에 가운데 손가락으로 누르기를 한다.

다음으로 환자가 엎드려 누운 자세에서 잔등과 허리, 엉치까지 여러 손가락으로 쓰다듬기를 하고 비유, 위유, 삼초유, 대장유, 제1~5요추협척혈들에 가운데 손가락으로 문지르며 누르기를 한다. 마지막으로 허리와 잔등에 독맥과 방광경을 따라 올라 가면서 가벼운 꾸미기를 한다.

비위의 기가 허할 때는 음릉천, 삼음교, 공손혈 들에 구토가 있을 때는 내관혈에, 손발이 찰 때는 신유, 명문 혈 들에, 몸에 열이 날 때는 소상, 척택 혈 들에 가운데 손가락으로 누르기를 더한다.

간호자가 배를 쓰다 듬어 주고 중완, 천추, 관원, 족삼리 혈들을 문지르면서 눌러 주도록 한다. 만성 소화불량 때는 잔등꾸미기를 매일 아침, 저녁으로 해주는 것이 매우 좋다.

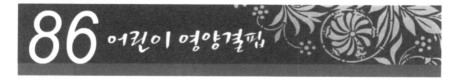

86 어린이 영양결핍

1. 치료원칙

어린이 영양결핍은 영양공급에서의 양적부족이나 질적불합리, 그리고 장관성감염, 병후쇠약 등에 의하여 생긴다. 한의학에서는 선천적인 몸의 허약, 식사의 불규칙, 식체 장내기생충 등으로 기혈과 진액이 손상되어생긴다고 본다.

수법치료는 비위를 보하고 식체를 풀며 원기를 돋구는 원칙에서 한다.

2. 치료방법

먼저 감궁구(어요혈과 태양혈 사이)와 음양지구에 엄지손가락으로 갈라밀기를 하고 팔피구에 엄지손가락으로 고리모양 비비기(시계바늘 도는 방향으로)를 보법으로 한다. 그리고 비토구, 금폐구, 삼관구, 육부구들에 엄지손가락으로 밀기를 올려 보법으로 하고 심화구, 대장구들에 엄지손가락으로 밀기를 내려 가면서 사법으로 한다.

다음으로 족삼리, 용천 혈들에 엄지손가락으로 누르기를 하고 견정혈(담경)에 주무르기를 한다.

그 다음으로 배꼽을 중심으로 배 전반에 여러 손가락으로 쓰다듬기와 비비기를 하고 중완, 천추, 기해, 관원 혈들에 가운데 손가락으로 누르기를 하며 허리에서부터 잔둥으로 올라 가면서 꾸미기를 보법으로 가볍게 한다.

간호자가 배와 허리를 쓰다듬고 비비여 주며 잔둥을 아래에서 위로 올라 가면서 주물러 주도록 한다. 어린이에게 식사를 합리적으로 만들어 규칙적으로 먹이고 체기를 받지 않도록 하며 회충, 요충을 비록한 장내 기생충을 없애고 몸을 차지 않게 해 주어야 한다.

87 어린아이가 밤새울때

1. 치료원칙

어린이 아이가 밤 새울때는 허약한 체질의 어린이들속에서 정신적 충격, 흥분, 신경과민 등에 의하여 생긴다. 한의학에서는 비위가 허하고 차서 경맥이 잘 통하지 못할 때 태혈이 위로 심에 영향을 줄 때, 그리고 놀라서 심신이 불안해질 때에 생긴다고 본다.

수법치료는 경맥을 소통시키고 심신을 안정시키는 원칙에서 한다.

2. 치료방법

먼저 환자가 엎드려 누운 자세에서 잔등과 허리에 여러 손가락으로 쓰다듬기를 하고 백회, 풍지, 신주, 심유, 간유, 비유 혈들에 엄지손가락으로 문지르며 누르기를 한다.

다음으로 환자가 반듯이 누운 자세에서 배에 여러 손가락으로 쓰다듬기를 하고 천추, 소부, 태충, 대돈혈들에 가운데 손가락으로 문지르며 누르기를 한다. 그리고 가슴과 잔등에 손바닥을 두드리기를 가볍고 빠르게 한다.

어린아이가 밤에 놀랄때도 위와 같은 방법으로 치료한다.

88 어린이 경풍

1. 치료원칙

어린이 경풍은 주로 급성전염병, 중독성질병, 급성위장관질병, 높은 열 등에 의하여 생기며 때로 분노성 호흡정지의 결과로도 생긴다. 한의학에서는 외사의 침범으로 열이 심해지고 높은 열이 풍으로 화할때, 간기가 울체되어 간화가 생기고 그것이 풍으로 화할때 그리고 병후쇠약과 비위허약으로 정기가 허손되고 근맥이 손상되어 허풍으로 화할 때에 생긴다고 본다.

수법치료는 급경풍(실증)일때 사기를 치고 열을 내리며 풍을 멈추는 원칙에서 하고 만경풍(허증)일 때 정기를 돋구고 근맥을 소통시키며 풍을 멈추는 원칙에서 한다.

어린이 경풍이 생기면 그것이 뇌막과 뇌실질의 병이 아닌가, 원인이 무엇인가를 가려보고 해당한 원인치료와 함께 수법치료를 배합하여 진행하여야 한다.

2. 치료방법

의식이 없을 때는 먼저 의식을 회복시키기 위하여 인중, 중충, 십왕(십선), 용천 혈들에 가운데 손가락으로 찌르기 또는 엄지와 검지 손가락으로 꼬집기를 한다.

다음으로 경련을 풀기 위하여 합곡, 태충, 양릉천 혈들에 가운데 손가락으로 누르기를 한다.

급경풍(실증)일 때는 대추, 폐유, 곡택, 외관 혈들에 엄지손가락으로 문지르며 누르기를 하고 찬죽혈부터 태양혈까지 엄지손가락으로 갈라밀기를 한다. 그리고 총근혈(대릉)에 꼬집기를 하고 팔피구에 엄지손가락으로 고리 모양 비비기를 하며 간목구, 심화구, 대장구에 엄지손가락으로 밀기를 내려 가면서 사법으로 한다.

만경풍(허증)일 때는 백회, 중완, 단전, 내관, 족삼리 혈들에 엄지 손가락으로 문지르며 누르기를 하고 비토구, 신수구에 엄지 손가락으로 밀기를 올려 가면서 보법으로 하며 간목구, 소장구에 엄지 손가락으로 밀기를 내려 가면서 사법으로 한다. 그리고 허리에서 잔등으로 올라 가면서 가벼운 꾸미기를 한다.

곁에 치료사가 없고 바쁠때는 어린이의 보호자(간호자)가 인중(또는 십선), 합곡, 태충 혈들을 손톱끝으로 누르거나 꼬집어 주도록 한다.

89 야뇨증

1. 치료원칙

야뇨증은 주로 어린이들속에 있는 병으로서 체질성 요인과 많이 관계되어 생긴다. 구체적으로는 비뇨생식기의 기형, 척추파열, 대뇌발용부전 등 선천적 질병들과 비뇨기 감염, 기생충병, 척추 및 두개의 손상, 영양발육장애 등 후천적 질병들에 의하여 생기며 그 밖에도 어린이에게 식사, 오줌, 대변보기, 놀이, 잠자기 등의 규칙적인 생활습성을 키워 주지 않았을 때에도 생긴다. 한의학에서는 하원(신이 자리잡고 있는 부위) 허랭(허한성)하여 신기의 고섭 기능과 방광의 기화작용이 실조될 때 또는 폐, 비의 기가 허하여 중기가 내려 앉고 수뇨관을 제약하는 기능이 실조되었을 때에 생긴다고 본다.

수법치료는 신양을 보하고 기를 돋구어 주며 방광을 튼튼히 하는 원칙에서 한다.

2. 치료방법

먼저 환자가 반듯이 누운 자세에 아래배에 손바닥으로 쓰다듬기를 하고 기해, 관원, 중극 혈들에 엄지손가락으로 누르며 문지르기를 한다. 그리고 열결, 음릉천, 족삼리, 삼음교 혈들에 엄지손가락으로 누르기를 한다.

다음으로 환자가 엎드려 누운 자세에서 잔등과 허리에 엄지손가락으로 쓰다듬기를 하고 백회, 폐유, 비유, 신유, 제11흉추~제4천추의 협척 혈들에 엄지손가락으로 누르며 문지르기를 한다. 그리고 독맥과 방광경을 따라 올라 가면서 가벼운 꾸미기를 한다.

신기가 허할 때는 기해, 백회, 신유 혈들에, 폐기가 허할 때는 열결, 음릉천, 폐유 혈들에, 비기가 허할 때는 족삼리, 비유혈 들에 각각 중점적으로 손쓰기 자극을 더 주어야 한다.

간호자(혹은 환자자신)가 아래배를 쓰다듬고 기해, 관원, 중극, 족삼리, 삼음교 혈들을 누르도록 한다. 앓는 어린이에게는 규칙적인 생활 습성을 키워주어야 한다.

3. 발바닥 수법치료

새끼발가락에 비비기를 하고 그 등쪽에 있는 지음혈, 발바닥 안쪽에 있는 신장, 그 뒤에 연결된 수뇨관, 방광 반사구들에 누르며 문지르기를 한다.

각종 질환을 치료하는
경락·경혈·지압·접골 치료비법

초판 1쇄 인쇄 2019년 9월 5일
초판 1쇄 발행 2019년 9월 10일

공 저 대한한방침구전통연구회
발행인 김현호
발행처 법문북스(일문판)
공급처 법률미디어

주소 서울 구로구 경인로 54길4(구로동 636-62)
전화 02)2636-2911~2, **팩스** 02)2636-3012
홈페이지 www.lawb.co.kr

등록일자 1979년 8월 27일
등록번호 제5-22호

ISBN 978-89-7535-765-7 (03510)

정가 18,000원